Zorg voor de chronisch zieke

Basiswerken Verpleging en Verzorging
onder hoofdredactie van:

Zorg voor de chronisch zieke

Basiswerken Verpleging en Verzorging

auteurs:

S. van der Meijden-Meijer
Drs. IJ.D. Jüngen

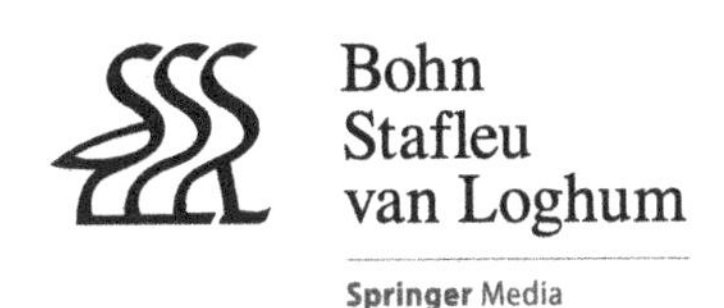
Bohn
Stafleu
van Loghum
Springer Media

Houten 2012

ISBN 978 90 313 79491
NUR 897

Ontwerp omslag: Bottenheft, Marijenkampen
Ontwerp binnenwerk: Studio Bassa, Culemborg
Automatische opmaak: Crest Premedia Solutions (P) Ltd, Pune, India
Foto omslag: Frank Muller/Zorginbeeld.nl
Fotografie: Hans Oostrum Fotografie, Frank Muller/Zorginbeeld.nl

Eerste druk 2012

Bohn Stafleu van Loghum
Het Spoor 2
Postbus 246
3990 GA Houten

www.bsl.nl

Inhoud

Woord vooraf

Het boek *Zorg voor de chronisch zieke* biedt de basiskennis die nodig is om chronisch zieken te verzorgen.
In Nederland heeft ruim een kwart van de mensen één of meer chronische ziekten. Dit komt neer op bijna 4,5 miljoen chronisch zieken. Chronische ziekten komen op alle leeftijden voor, maar vooral onder ouderen zijn relatief veel chronisch zieken. Van de 65-plussers heeft meer dan de helft een chronische ziekte. Absoluut gezien bevinden de meeste chronisch zieken zich echter in de leeftijdsgroep tussen de 25 en 64 jaar oud. Chronisch zieken vormen een kwetsbare groep.

In het eerste hoofdstuk wordt een beeld gegeven van mensen met een chronische aandoening. Beschreven wordt hoe de zorg is georganiseerd en welke instellingen en woonvormen er zijn. Ook wordt aandacht besteed aan de wettelijke regelingen en maatschappelijke voorzieningen. In het tweede hoofdstuk staat de rol van de verzorgende centraal in relatie tot de zorg voor de chronisch zieke. Het derde hoofdstuk bestaat uit een aantal onderdelen waarin wordt ingegaan op verschillende chronische aandoeningen en wordt de specifieke zorg aan de hand van de zorgproblemen in kaart gebracht. Deze hoofdstukken beginnen met een situatieschets waarin een aantal zorgproblemen van een chronisch zieke aan bod komen.
Niet alle chronische ziekten en de zorg hiervoor kunnen in dit boek worden beschreven. De auteurs hebben een keuze gemaakt uit de meest voorkomende aandoeningen.
Als laatste komen de hoofdstukken revalidatie en kwaliteit van leven aan de orde.
Dit boek is allereerst bestemd voor verzorgenden in opleiding, maar is ook bedoeld als nuttig naslagwerk voor verzorgenden die zich na hun opleiding willen verdiepen.
Het boek *Zorg voor de chronisch zieke* vormt een onderdeel van de reeks Basiswerken V&V. De verschillende delen zijn erop gericht de verzor-

gende in opleiding en de afgestudeerde voldoende kennis en inzicht te laten opdoen om op professionele wijze hun beroep uit te oefenen.

Iedereen die opmerkingen of suggesties heeft ter verbetering van dit boek, wordt van harte uitgenodigd om te reageren.

Simone van der Meijden-Meijer
IJbelien Jüngen

Over de auteurs

Simone van der Meijden-Meijer werkte na het behalen van haar diploma A-verpleegkundige in een Haags ziekenhuis op diverse specialistische afdelingen.
In 1989 maakte zij, na het afronden van de docentenopleiding voor verpleegkundigen, de overstap naar een school voor de opleiding tot A-verpleegkundige in Zaandam.
In de aanloop naar de overgang van inservice-onderwijs naar reguliere dagopleidingen in het mbo, voltooide zij achtereenvolgens de tweedegraads en de eerstegraads lerarenopleiding. Voor de destijds landelijk uitgegeven 'Nieuwsbrief Gekwalificeerd voor de Toekomst' over de veranderingen in het verzorgend en verpleegkundig onderwijs zat zij in de redactie.
Naast haar werk in het onderwijs werkt zij tot op de dag van vandaag als verpleegkundige in de beroepspraktijk. Als verpleegkundige in de wijk en in de revalidatie komt zij veel in aanraking met de categorie chronisch zieken en revaliderenden.

Drs. IJ.D. Jüngen studeerde na het behalen van het gymnasium β-diploma aan het Woltjergymnasium te Amsterdam geneeskunde aan de Vrij Universiteit. Al voor het behalen van het artsexamen (1985) was zij als docent geneeskunde verbonden aan de opleiding tot A-verpleegkundige in Zaandam. Sinds 1995 was zij als docent geneeskunde, opleidingscoördinator en geneeskundig ontwikkelaar aan verschillende hogescholen verbonden. Tevens was zij als docent geneeskunde betrokken bij de specialistenopleiding Bigra en bij het ontwikkelen van bijscholing op vele fronten.
Vanaf 2001 was zij docent klinische vaardigheden aan de masteropleiding (ANP en later ook PA). Sinds 2006 werkt ze als onderwijscoordinator voor de coassistenten en als arts-opleider bij het directoraat Teaching Hospital van het OLVG te Amsterdam.

Redactionele verantwoording

Binnen het verpleegkundig en verzorgend beroepsonderwijs gaan de ontwikkelingen snel. Zo zien we o.a.:

- Een aanpassing van de kwalificatiestructuur die gebaseerd is op (beroeps)competenties. Centraal daarbij staat de vraag: welke kennis, vaardigheden en attitudes zijn noodzakelijk om binnen de verpleegkundige beroepscontext de juiste taken en de daaruit voortvloeiende acties uit te voeren met een effectief resultaat?
- Een centrale plaats voor de beroepspraktijk (de praktijk als krachtige leeromgeving).
- Een scherpere profilering van de verzorgende en verpleegkundige functies/rollen en de daaraan gerelateerde functie-eisen;
- Een toenemende aandacht voor flexibele leerwegen in het onderwijs.
- Een toenemende aandacht voor het gebruik van elektronische leeromgevingen en leermiddelen die gebruikmaken van de computer.
- Een toenemende zelfstandigheid en eigen verantwoordelijkheid van de student binnen het leerproces.
- Een nieuwe rol voor de docent.
- Een andere organisatie van het onderwijs en andere toetsvormen.

Deze ontwikkelingen in het verpleegkundig en verzorgend beroepsonderwijs vragen om leermiddelen die op deze ontwikkelingen aansluiten.

Curriculummodel

Voor de ontwikkeling van de Basiswerken is het curriculummodel van de reeks leerboeken 'Bouwstenen voor het gezondheidszorgonderwijs' gehandhaafd.
Het model sluit aan bij de kwalificatiedossiers voor de verpleegkundige en verzorgende beroepen op mbo-niveau, de diverse beroepsprofielen op hbo-niveau en het rapport 'Met het oog op de toekomst; beroepscompetenties van hbo-verpleegkundigen'.

Bij de ontwikkeling van het curriculummodel waren twee uitgangspunten belangrijk:

1 Een theoretisch uitgangspunt, waarbij het *beroepsopleidingprofiel* centraal staat: de competenties en eindtermen voor de onderscheiden kwalificatieniveaus.
2 Een praktisch uitgangspunt, waarin de *beroepsprofielen* en de daarvan afgeleide functie- en taakprofielen in de verschillende beroepscontexten centraal staan. Belangrijk is daarbij de vraag welke kennis, vaardigheden en attitude nodig zijn om in een gegeven beroepscontext de vereiste taken, het adequate gedrag en het effectieve resultaat te bereiken.

De eindtermen gerelateerd aan de taakprofielen en de competenties (algemeen, algemeen professioneel en beroepsspecifiek) zijn richtinggevend voor de invulling van de leer- en vormingsgebieden verpleegkunde, ziekteleer, gezondheidsleer en methoden en technieken. Centraal daarin staat de verpleegkunde. In de verpleegkunde leert de verpleegkundige competent te worden in belangrijke beroepssituaties/verpleegsituaties afgeleid uit de zorgsituaties (multidisciplinair aandachtsgebied). Evidence-based werken, klinisch redeneren en reflectie op de beroepspraktijk (ontwikkelen van professioneel gedrag) zijn belangrijke pijlers om in de verpleegsituatie elementen uit de andere leer- en vormingsgebieden toe te passen en te integreren.
In de verpleegsituatie heeft de beroepsbeoefenaar te maken met gezondheid en gezondheidsproblematiek. In het kader van gezond gedrag heeft hij te maken met zorgvragen vanuit het zelfzorgproces, dat gericht is op het in stand houden en/of ondersteunen van het gezond functioneren van de mens. In het kader van gezondheidsproblematiek heeft hij te maken met zorgvragen vanuit het patiëntenzorgproces. Uiteraard hebben beide processen een nauwe relatie met elkaar.

In figuur 0.1 is het curriculummodel voor de opleiding tot verzorgende (kwalificatieniveau 3) schematisch weergegeven.

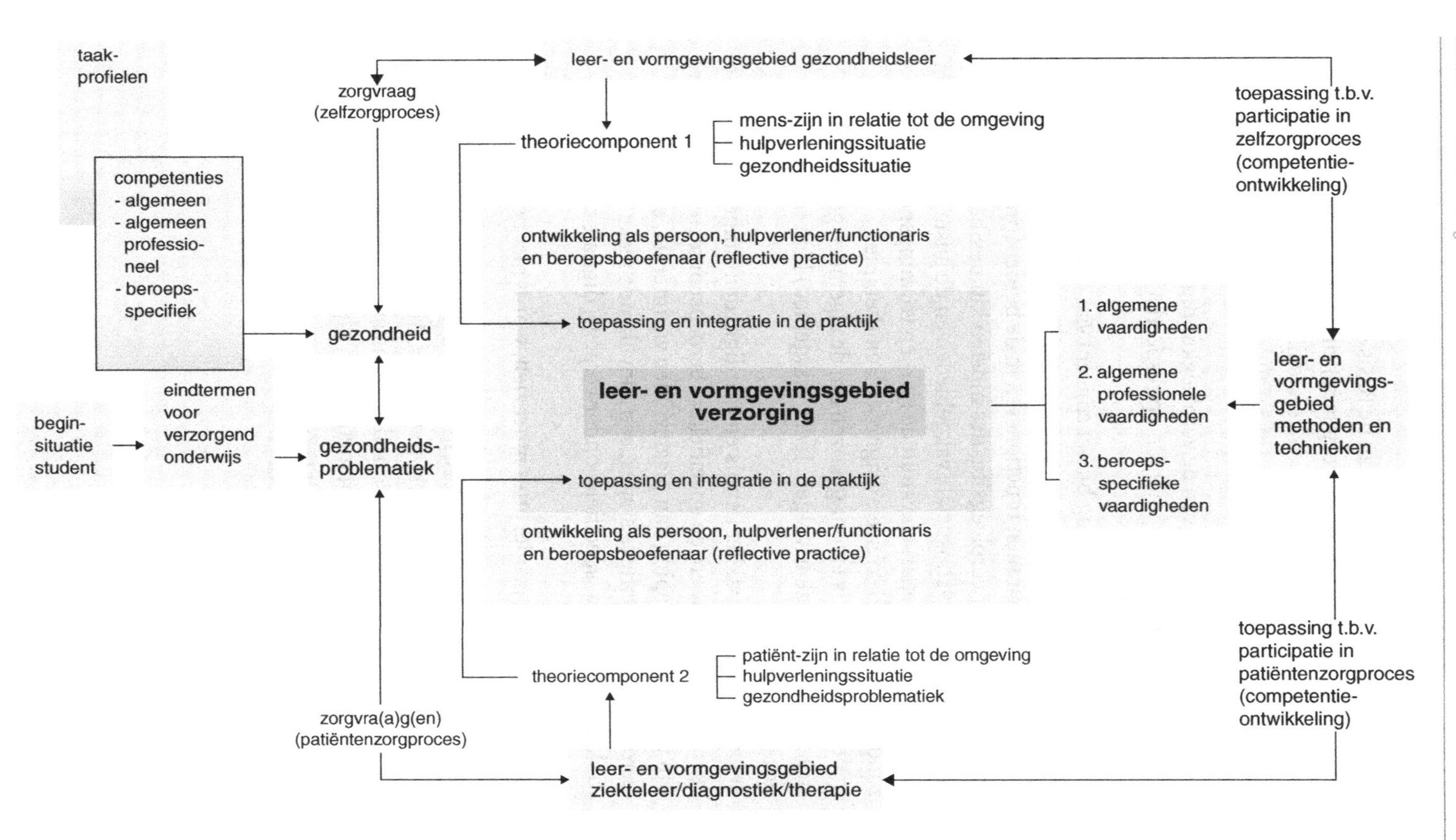

Figuur 0.1 *Curriculummodel voor de opleiding tot verzorgende op kwalificatieniveau 3.*

Didactisch concept Basiswerken

Uitgangspunt voor de inhoud van de Basiswerken zijn de beroepsprofielen (verpleegkundige en verzorgende) en de taakprofielen (competenties) binnen de algemene en geestelijke gezondheidszorg en de verzorgings- en verpleeghuizen (intramurale en extramurale zorg) en de thuiszorg.
In de beroepsuitoefening van de verpleegkundige en verzorgende zijn generieke en specifieke elementen op respectievelijk hbo- en mbo-niveau te onderscheiden.
Een belangrijke overweging bij het concept van de Basiswerken is dat de student de systematiek van de diverse vakken goed leert beheersen. Om competent te kunnen functioneren in de beroepspraktijk zal de beroepsbeoefenaar verpleegsituaties moeten kunnen beoordelen vanuit medische en psychosociale vakgebieden en de juiste vaardigheden moeten kunnen toepassen vanuit de leer- en vormingsgebieden gezondheidsleer en ziekteleer, diagnostiek en therapie.
In de Basiswerken is ervoor gekozen om de algemeen geldende structuur van het vak te volgen. Ieder vak(gebied) kent haar eigen systematiek.
Er wordt een basispakket kennis en vaardigheden aangereikt waarmee de transfer naar andere en specifiekere beroepscontexten gerealiseerd kan worden. Verdieping kan plaatsvinden via internet, elektronische leeromgeving, specifieke stages, een aanvullende reeks op de Basiswerken (verdieping, specifieke onderwerpen), digitale bibliotheek enzovoort.
Hoe het opleidingsprofiel eruit moet zien, wordt niet bepaald door de Basiswerken.
Op basis van de gekozen onderwijsvorm(en) kan iedere opleiding de leermiddelen naar eigen inzicht toepassen. Bij de opleidingsinstelling ligt de verantwoordelijkheid voor de organisatie van het leerproces. Doelstellingen, opdrachten en toetsen zijn niet in de Basiswerken opgenomen, omdat niet gekozen is voor een methode. Dit is het domein van de opleidingsinstelling zelf.

De hoofdredactie

1 Chronisch zieken

In dit hoofdstuk wordt een beeld gegeven van mensen met een chronische aandoening. Beschreven wordt hoe de zorg is georganiseerd en welke instellingen en woonvormen er zijn. Ook wordt aandacht besteed aan de wettelijke regelingen en maatschappelijke voorzieningen.

1.1 Inleiding: de categorie cliënten

De categorie cliënten waar verzorgenden zeker mee te maken krijgen tijdens hun opleiding en heel vaak ook na hun diplomering, is de categorie van de chronisch zieken. De mensen in deze categorie zijn heel verschillend en het gebied waarover de zorgverlening zich uitstrekt is heel breed. Dit komt onder andere doordat er zo veel verschillende chronische aandoeningen zijn, die zich op verschillende manieren openbaren en ontwikkelen, maar ook doordat de mensen die het overkomt er zo verschillend op reageren en mee omgaan.
Doordat het hebben van een chronische ziekte vaak een kwestie is van vele jaren, worden cliënten als vanzelf ervaringsdeskundigen. Dat geldt vaak ook voor hun directe omgeving. Daarnaast zijn deze cliënten vaak goed geïnformeerd door belangenverenigingen, lotgenotencontact enzovoort en dat maakt dat zij vaak als een van de eersten op de hoogte zijn van nieuwe ontwikkelingen. Zij, of hun partner of naaste familie, kunnen dus als 'kritisch consument' van de zorgverlening gebruikmaken.
Voor de verzorgende is het daarom erg interessant en ook noodzakelijk om, behalve een goede beroepshouding, ook de nodige kennis te hebben over de aandoening/ziekte van deze cliënten. Omdat er voortdurend nieuwe ontwikkelingen zijn met betrekking tot de ziekte en behandeling van deze groep cliënten, moet deskundigheidsbevordering plaatsvinden bij alle zorgverleners, dus ook bij verzorgenden.

Definitie

De Noord-Amerikaanse Commissie van chronische ziekten definieert een chronische ziekte als volgt:

Alle gebreken en afwijkingen van het normale die een of meer van de volgende kenmerken hebben: ze zijn permanent, leiden tot blijvende invaliditeit, worden veroorzaakt door onomkeerbare pathologische veranderingen, vragen speciale training van de cliënt gericht op revalidatie en vereisen naar verwachting langdurige controle, observatie en zorg.

In Nederland is de gangbare omschrijving:

Een chronische ziekte is een aandoening die een langdurig verloop heeft, niet te genezen is en gepaard gaat met remissies en exacerbaties (toename van ziektesymptomen). Hierbij zien we vaak langzaam optredende verslechtering.

In Nederland heeft ongeveer één op de tien mensen een of andere vorm van een chronische ziekte. De kenmerken die worden genoemd, hangen vaak met elkaar samen:

- de lichamelijke of geestelijke stoornis is langdurig of blijvend, dat betekent dat dezelfde ziekte minstens drie maanden duurt of meer dan drie ziekteperioden per jaar heeft;
- de ziekte is met wat er tegenwoordig mogelijk is aan behandeling en met de kennis van nu niet te genezen;
- er is sprake van een actief of zelfs progressief verlopend proces;
- er zijn voor zowel het lichamelijk als het geestelijk functioneren gevolgen merkbaar van de ziekte;
- het verloop van de ziekte is niet precies te voorspellen; dat geeft veel onzekerheid over de toekomst;
- de ziekte kan leiden tot hulpbehoevendheid, afhankelijkheid en langdurig gebruik van zorg.

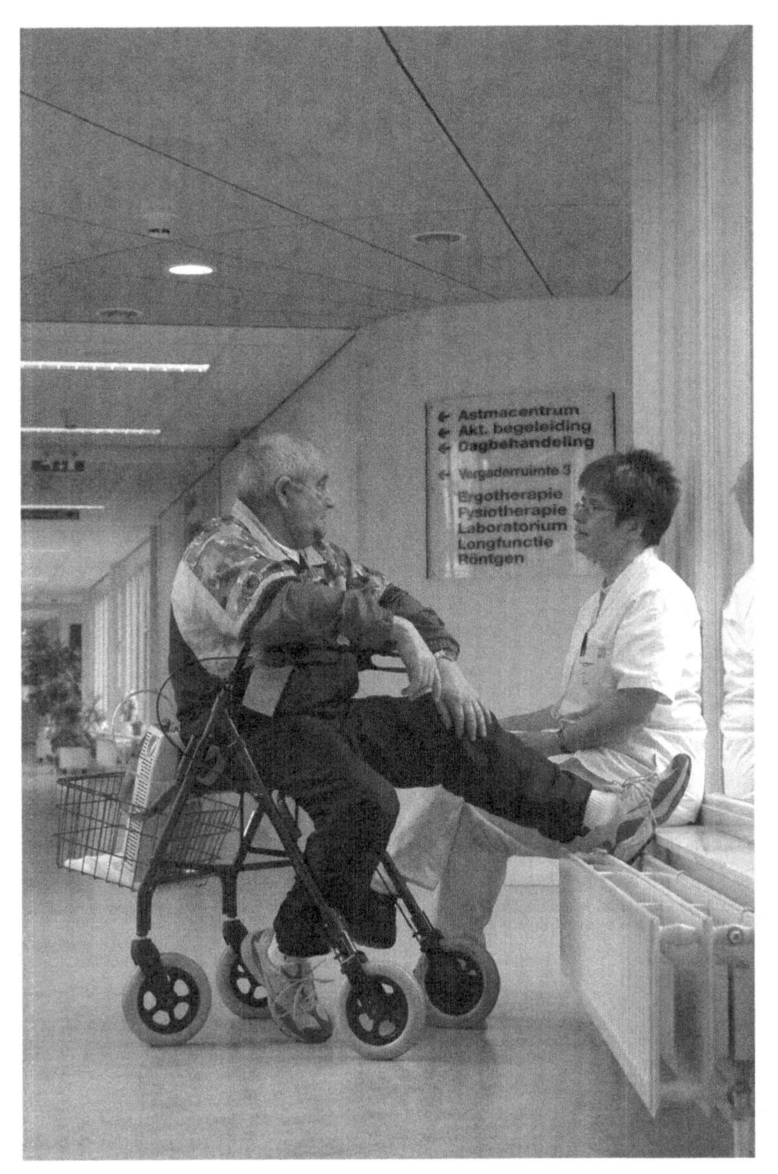

Figuur 1.1 *Een chronische ziekte kan leiden tot langdurig gebruik van zorg.*

Het aantal chronisch zieken neemt al enige tijd toe. Dat komt onder andere doordat mensen ouder worden dan vroeger, maar dat ouder worden is niet vanzelf ook in goede gezondheid. Integendeel; naarmate mensen ouder worden, krijgen chronische aandoeningen steeds meer kans zich te ontwikkelen. Denk maar aan ziekten als de ziekte van Parkinson of longemfyseem. De levensverwachting voor mannen is in Nederland toegenomen van 71,4 jaar in 1957 tot 77,44 jaar in 2011. Voor vrouwen is dat van 74,6 in 1957 tot 82,4 in 2011.

ziekte	aantallen in 1990		aantallen in 2010		verandering 1990-2010 (%) totaal
	mannen	vrouwen	mannen	vrouwen	
**jeugd (0 tot 25 jaar)*					
constitutioneel eczeem	80.300	129.500	82.300	130.600	1
CARA	75.600	54.700	77.800	52.800	0
verstandelijke handicap (licht)	17.800	11.800	17.500	11.500	–1
contact eczeem	8.000	20.800	7.600	19.200	–7
verstandelijke handicap (zwaar)	14.300	10.400	14.400	10.300	0
slechthorendheid	9.200	4.900	8.700	4.600	–6
depressie	7.900	5.300	7.200	4.600	–11
diabetes mellitus	3.000	3.100	2.900	2.900	–6
ziekte van Crohn	1.000	1.300	900	1.200	–7
Reumatoïde artritis	1.500	650	1.500	550	–4
**volwassenen (25 tot 65 jaar)*					
gewrichtsslijtage (artrose)	116.200	158.800	162.900	228.300	42
CARA	128.400	100.700	167.300	120.800	26
depressie	97.900	104.300	130.800	118.800	23
slechthorendheid	81.100	64.400	112.400	87.900	38
constitutioneel eczeem	60.200	84.500	68.700	93.400	12
diabetes mellitus	53.000	54.300	73.400	74.100	37
hartinfarct	76.400	17.200	110.900	25.700	46
reumatoïde artritis	15.800	25.200	22.000	31.500	31
contact eczeem	14.100	35.200	15.100	38.300	9
zweer twaalfvingerige darm	30.600	7.200	39.400	8.900	28
**ouderen (65 jaar en ouder)*					
gewrichtsslijtage (artrose)	122.800	375.000	165.300	472.800	28
slechthorendheid	141.800	174.300	191.700	223.200	31
CARA	126.200	56.700	170.500	71.300	32
staar	43.400	116.600	65.700	149.700	31
hartinfarct	104.100	57.700	139.900	73.600	32
diabetes mellitus	43.700	88.000	58.900	110.100	28
beroerte (CVA)	57.600	61.300	77.700	78.400	31
dementie	33.100	69.500	45.000	91.500	33
depressie	12.800	64.200	17.300	81.200	28
reumatische artritis	9.300	30.100	12.500	38/000	28

Absolute prevalentie in 1990 en in 2010 op basis van demografische projecties*: top-tien-lijsten voor jeugd, volwassenen en ouderen. Tevens de verandering 1990-2010 (% van het totaal).

• Onder de aanname dat de leeftijdspecifieke cijfers in 2010 gelijk zijn aan de meest recente. De demografische projecties zijn gebaseerd op CBS-prognose (De Beer, 1991). Binnen elke leeftijdscategorie is het totaal aantal in 2010 bepalend voor de volgorde van de top-tien lijst.

Figuur 1.2 *De gezondheidstoestand van de Nederlandse bevolking.*

Bron: CBS.

In figuur 1.2 wordt duidelijk dat vrouwen niet alleen ouder worden, maar ook meer kans hebben op ouder worden met een chronische ziekte of een beperking, kortom: niet gezond.

1.1.1 KENMERKEN VAN MENSEN MET EEN CHRONISCHE ZIEKTE

Hoewel de categorie chronisch zieken heel divers is, zijn er toch ook gezamenlijke kenmerken. Zo weten alle mensen die een chronische ziekte hebben dat die ziekte nooit meer over zal gaan. Hun leven lang zitten ze vast aan de ziekte waarmee ze zullen moeten omgaan. Volledig herstel zit er bijna niet in, wat gelijk betekent dat de behandeling

van de ziekte zich richt op bestrijden en verminderen van hinderlijke symptomen.
Chronische ziekten zijn er in vele soorten en vormen. Per ziekte verschilt het hoe levensbedreigend deze is en hoe hinderlijk de symptomen zijn in het dagelijks leven.
Van den Bos heeft een indeling gemaakt in verschillende groepen aandoeningen, die later door anderen nog is aangevuld:

- Aandoeningen die heel plotseling beginnen, zoals een CVA, of juist heel geleidelijk ontstaan, zoals de ziekte van Parkinson.
- Ziekten die lang duren en in het algemeen geen symptoomvrije of klachtenvrije periode kennen, zoals onbehandelde hoge bloeddruk, multiple sclerose of onbehandelde diabetes mellitus.
- Aandoeningen die lang duren en tijden met klachten kennen, zoals COPD en migraine.
- Ziekten die vanaf het begin toenemend verslechteren en vaak relatief kort duren, zoals longkanker en hartziekten.
- Ziekten die levensbedreigend zijn, zoals vele vormen van kanker, of ziekten die dat niet hoeven te zijn, zoals diabetes mellitus; daar kan een mens heel oud mee worden.
- Aandoeningen waarvan de beperkingen meer of minder ingrijpend zijn; denk aan het verschil tussen eczeem en de ziekte van Parkinson. Beide zijn chronische ziekten, maar zijn heel verschillend in de mate waarin ze iemands leven beïnvloeden en de mogelijkheden beperken.
- Verschillende aandoeningen tegelijk, die elkaar beïnvloeden en ook de behandeling ingewikkelder maken. Meerdere aandoeningen tegelijk hebben heet comorbiditeit of ook wel multiple pathologie.
- Zeldzame ziekten. Voor ziekten die bekend zijn, is vaak meer geld beschikbaar voor onderzoek; er is een belangen- of patiëntenvereniging, er is veel meer bekend over de ziekte en de behandelingsmogelijkheden enzovoort.
- Ziekten die meer of minder zichtbaar en aantoonbaarheid zijn. De omgeving heeft vaak minder begrip voor de zieke wanneer de beperkingen en handicaps niet zichtbaar zijn of niet aantoonbaar zijn, zoals een depressie.

1.2 Organisatie van de zorg

Wanneer zich een chronische ziekte aandient, is de gang naar de huisarts meestal de eerste die wordt gemaakt. Afhankelijk van de aard en de ernst van de chronische aandoening, zal de huisarts wel of niet doorverwijzen naar een specialist in het ziekenhuis.

Wanneer meer of andere hulp of behandelingen nodig zijn, kan ook daarnaar worden doorverwezen. Denk dan bijvoorbeeld aan een fysiotherapeut, ergotherapeut of diëtist.
Doorverwijzingen naar gezondheidswerkers in het alternatieve circuit vinden zelden plaats. Wil de cliënt die raadplegen, dan zal dat op eigen initiatief moeten. Hierbij kan gedacht worden aan acupunctuur, voetzoolreflexologie en homeopathie.
Veel chronisch zieken kunnen zich langere of kortere tijd goed redden in de thuissituatie, al dan niet met hulp van hun omgeving. Wanneer dat niet meer gaat, kan eerst hulp worden geboden in de vorm van thuiszorg of huishoudelijke zorg. Als de ziekteverschijnselen en beperkingen zo ernstig zijn geworden dat ook dat niet meer gaat, kan worden besloten tot opname in een instelling waar zorg wordt geboden. Vaak is dat in eerste instantie in een acute situatie een ziekenhuis. Ook kan opname in een verzorgings- of verpleeghuis, revalidatiecentrum, speciale woonvorm of hospice[1] noodzakelijk zijn. Bij al deze zorginstellingen geldt dat men niet kan aanbellen met de vraag of men kan worden opgenomen, maar dat er een indicatiestelling aan vooraf moet gaan. Daarover staat meer in paragraaf 1.4.

1.3 Instellingen en woonvormen

Om een overzicht te geven van de zorgvoorzieningen waarop mensen met een chronische ziekte een beroep kunnen doen, is een indeling gemaakt naar de plaats van de zorg:
a extramuraal;
b semimuraal;
c intramuraal;
d transmuraal.

1.3.1 EXTRAMURALE ZORG

Deze zorg wordt gegeven buiten de muren van de zorginstellingen. Het gaat hier dus om thuiszorg. Hiertoe behoren alle diensten van verpleging, verzorging, huishouding en begeleiding die worden verleend aan mensen in hun thuissituatie.
Verwacht wordt dat de vraag naar thuiszorg de komende jaren zal toenemen. Dat komt vooral door:
- De toenemende vergrijzing van de bevolking: het aantal ouderen in onze samenleving neemt toe, doordat de mensen gemiddeld ouder worden.

1 Een hospice is een instelling met een huiselijke sfeer die zich in terminale zorg heeft gespecialiseerd.

- Mensen blijven langer thuis wonen. Als je bejaard bent, ga je niet meer automatisch naar een bejaardenhuis zoals in het verleden het geval was.
- De toenemende individualisering: mensen willen niet meer als groep benaderd worden, maar als unieke personen met eigen wensen en behoeften. Dit heeft gevolgen voor alle diensten die aan mensen verleend worden.
- Ieder wil de zorg waar hij om vraagt: zorg op maat.
- Het gaat hier niet alleen om lichamelijke zorg, maar ook om de psychische en sociale zorg, bijvoorbeeld de zorg voor de omgeving, de levensbeschouwing en de activiteiten.

1.3.2 SEMIMURALE ZORG

Deze zorg wordt weliswaar binnen de muren van zorginstellingen gegeven, maar zonder dat je wordt opgenomen. Voorbeelden hiervan zijn:
- De polikliniek van een algemeen ziekenhuis.
- De RIAGG, Regionale Instelling voor Ambulante Geestelijke Gezondheidszorg, voor mensen met psychische of psychiatrische problemen. Door deze hulp hoopt men opname in een instelling te voorkomen.
- Dagbehandeling, zowel gegeven in verpleeghuizen, psychiatrische ziekenhuizen als in de verstandelijk-gehandicaptenzorg. Dit is een vorm van hulpverlening waarbij de cliënt een of meer dagdelen per week gebruikmaakt van enkele voorzieningen van een van de genoemde instellingen.

Tegenwoordig hebben ziekenhuizen ook een afdeling dagbehandeling, beter genoemd: dagopname. Die hoort niet in dit rijtje thuis, maar eerder bij de extramurale (poliklinische) zorg.

1.3.3 INTRAMURALE ZORG

Onder intramurale zorginstellingen vallen:
Het *verzorgingshuis*. Dit is in de eerste plaats een ondersteunend woonmilieu voor zorgbehoevende ouderen. Een 'bejaardenhuis' zoals dat vroeger bestond, is vandaag de dag niet meer te vinden. In een verzorgingshuis werken helpenden, verzorgenden en verpleegkundigen volgens een zorgplan, dat samen met iedere individuele cliënt is opgesteld. Niet alleen op lichamelijk gebied heeft de cliënt hulp nodig, maar ook op psychosociaal gebied kunnen problemen optreden.
In een verzorgingshuis gebruikt men de term *bewoners*. De meeste bewoners zijn niet bedlegerig, maar kunnen zich met de vereiste hulp zelf

redden. Of een oudere in aanmerking komt voor plaatsing in een verzorgingshuis, wordt bepaald door een indicatieadviseur van het Centrum Indicatiestelling Zorg (CIZ). Deze doet dit aan de hand van een scorelijst.

Het *verpleeghuis*. De hulp die hier geboden wordt, heeft met name ten doel de zelfredzaamheid van de cliënt te handhaven en zo mogelijk uit te breiden. Dit is een belangrijke taak van de verzorgende die in het verpleeghuis werkt. Daarnaast heeft de hulp die in het verpleeghuis wordt geboden nog twee andere doelstellingen: ten eerste een optimaal leefklimaat creëren en ten tweede zorg verlenen aan hen die geen kans op herstel meer hebben. In een verpleeghuis zien we cliënten die niet langer in de thuissituatie kunnen worden geholpen en cliënten die een ziekenhuisopname achter de rug hebben en nog niet of niet meer naar huis terug kunnen. Het verblijf is vaak langdurig en daarom is het zich 'thuis' kunnen voelen een belangrijk aandachtspunt voor de verzorging.

Het *algemeen ziekenhuis*. Hier worden mensen opgenomen die medisch-specialistische hulp nodig hebben. De hulpvraag is over het algemeen somatisch van aard. De hulp is er dan ook in eerste instantie op gericht de cliënt, die in het ziekenhuis meestal met de term patiënt wordt aangeduid, beter te maken door behandeling met medicijnen of bijvoorbeeld een operatie. De verpleging en verzorging zijn niet gericht op een optimaal leefklimaat, maar (indien mogelijk) op genezing van de patiënt, zodat deze zo snel mogelijk naar huis kan.

Het *categoraal ziekenhuis*. Dit is een instelling die gespecialiseerd is in de zorg voor een bepaalde groep mensen met gelijksoortige aandoeningen, zoals een oogkliniek of bijvoorbeeld het Antonie van Leeuwenhoek Ziekenhuis voor kankerpatiënten.

Het *psychiatrisch ziekenhuis*. Hier worden mensen opgenomen vanwege een tekort in de zorg voor zichzelf op het gebied van psychisch functioneren. Arts, psychiater, verpleegkundigen, verzorgenden en agogisch begeleiders werken hier nauw samen om de behandeling ten uitvoer te brengen.

De *instelling voor verstandelijk gehandicapten*. Hier wordt 24-uurszorg geboden. De belangrijkste taak van alle mensen die daar werken is het procesmatig begeleiden van verstandelijk gehandicapten. Er werken verzorgenden, verpleegkundigen, agogisch begeleiders, activiteitenbegeleiders, logopedisten, fysiotherapeuten, bewegingstherapeuten, psychologen, pedagogen en artsen.

De laatste jaren zijn er steeds meer gezinsvervangende tehuizen voor verstandelijk gehandicapten ontstaan. Deze vorm is kleinschalig, maar net zo goed intramuraal.

1.3.4 TRANSMURALE ZORG

Hieronder wordt de samenwerking tussen verschillende zorgsystemen verstaan. Dit is enerzijds noodzakelijk, omdat mensen die gezondheidszorg nodig hebben niet zonder meer de geboden zorg volgen, maar zelf willen bepalen wat van de zorg ze willen gebruiken, waar en op welke manier. Dat heet: zorg op maat. Anderzijds wordt er gewerkt aan een andere manier van financiering van de zorg, waarbij zorgaanbieders niet meer ieder apart een eigen budget hebben, maar een overkoepelend budget waar ieder zijn deel van moet krijgen. Dat maakt samenwerking ook noodzakelijk. De ziekenhuisopnamen zijn zo kort mogelijk. Wel moet overdracht van de zorg plaatsvinden naar de thuiszorg, omdat de zorg nog niet helemaal 'af' is, maar in de thuissituatie moet worden gecontinueerd. Dat is transmurale zorg.

1.4 Wettelijke regelingen en voorzieningen

Met de grote aantallen chronische ziekten (zie par. 1.1) moet rekening worden gehouden bij de inrichting van de gezondheidszorg. Dit is van wezenlijk belang voor de kwaliteit van leven van mensen met een chronische aandoening.
Vroeger ging er vooral aandacht uit naar direct levensbedreigende ziekten, zoals infectieziekten, hart- en vaatziekten en kanker. Er was veel minder aandacht voor de problemen van mensen met een chronische ziekte en de zorg die zij nodig hebben. Een van de belangrijkste doelstellingen in het huidige beleid is het bereiken van een beter evenwicht tussen geneeskunde voor mensen met acute ziekteverschijnselen en de zorg voor mensen met chronische ziekteverschijnselen. Zowel het toenemend aantal mensen met een chronische ziekte als het langdurig gebruik van voorzieningen in de gezondheidszorg rechtvaardigen een betere verdeling van aandacht en middelen. De overheid heeft hierbij de taak om voorwaarden te scheppen die dit beter mogelijk maken.
Twee wetten die hiertoe in het leven zijn geroepen zijn de *Wmo* en de *AWBZ*.

1.4.1 WET MAATSCHAPPELIJKE ONDERSTEUNING

De Wet maatschappelijke ondersteuning (Wmo) zorgt ervoor dat iedereen kan meedoen aan de maatschappij en zelfstandig kan blijven wonen. Het gaat bijvoorbeeld om mensen met beperkingen door ouderdom of handicap of een chronisch psychisch probleem. Als meedoen of zelfstandig wonen niet meer lukt, kan de gemeente helpen met ondersteuning, zoals thuiszorg of een rolstoel. De meeste gemeenten hebben een loket waar mensen terechtkunnen met Wmo-vragen, bijvoorbeeld het Wmo-loket, Zorgloket of Loket Wegwijs. Mensen komen in principe in aanmerking voor hulp en ondersteuning als zij in het dagelijks leven moeite hebben met:

- het huishouden;
- bewegen in en om het huis;
- het plaatselijk vervoer;
- het ontmoeten van mensen.

Het gaat bijvoorbeeld om:

- thuiszorg, zoals opruimen, schoonmaken en ramen zemen;
- aanpassingen in de woning, zoals een traplift of verhoogd toilet;
- vervoersvoorzieningen in de regio voor mensen die slecht ter been zijn en niet met het openbaar vervoer kunnen reizen, zoals de taxibus, een taxikostenvergoeding of een scootmobiel;
- ondersteunen van vrijwilligers of mantelzorgers;
- hulp bij het opvoeden van kinderen;
- rolstoel;
- maaltijdservice.

(Bron: www.rijksoverheid.nl)

1.4.2 ALGEMENE WET BIJZONDERE ZIEKTEKOSTEN

De Algemene Wet Bijzondere Ziektekosten vergoedt de kosten (of een deel ervan) die verbonden zijn aan AWBZ-zorg.
Hieronder valt:

- persoonlijke verzorging (bijv. douchen, aankleden, scheren, pillen innemen);
- verpleging (medische hulp, zoals wondverzorging of injecties);
- begeleiding (hulp bij het organiseren van praktische zaken in het dagelijks leven);
- verblijf in een instelling (bijv. een verpleeg- of verzorgingshuis);
- behandeling (herstel of verbetering van een aandoening, of verbeteren van vaardigheden of gedrag);
- kortdurend verblijf (logeren in een instelling voor maximaal drie etmalen per week).

Mensen komen alleen in aanmerking voor AWBZ-zorg als zij zorg nodig hebben door een ziekte, beperking of ouderdom. Ook moet er geen alternatief zijn, zoals:
- gebruikelijke zorg (zorg van huisgenoten voor elkaar, niet langer dan drie maanden);
- respijtzorg (tijdelijke hulp door een professional via de AWBZ ter ondersteuning van de gebruikelijke zorg);
- mantelzorg (als iemand na drie maanden nog steeds gebruikelijke zorg verleent, heet dit mantelzorg);
- andere voorzieningen (soms gaat een andere regeling voor op de AWBZ. Dat heet dan 'voorliggende voorzieningen'. Het gaat daarbij om voorzieningen die andere oplossingen bieden, zoals een traplift via de Wmo).

Om te bepalen of iemand in aanmerking komt voor AWBZ-zorg, moet hij of zij worden aangemeld bij het CIZ (Centrum Indicatiestelling Zorg). Hier werken deskundigen uit de zorg die kunnen bepalen of de noodzaak tot toewijzing van AWBZ-zorg bestaat.
(Bron: www.ciz.nl)

De zorg voor de chronisch zieke

In dit hoofdstuk wordt ingegaan op de rol van de verzorgende als professional in de zorgverlening aan mensen met een chronische aandoening. Wat kom je tegen, met wie krijg je te maken, wat is van groot belang in de zorg voor deze specifieke categorie gebruikers van de gezondheidszorg, welke aandachtspunten en typerende knelpunten zijn er?

2.1 De verzorgende en de chronisch zieke

In hoofdstuk 1 is beschreven dat de verzorgende in de uitoefening van haar beroep vast en zeker te maken krijgt met cliënten met een chronische ziekte, onder meer omdat deze groep zo groot is en noodgedwongen veel gebruikmaakt van de zorg. Ook zijn de plaatsen waar de professionele zorg door de verzorgende verleend kan worden benoemd; zowel extramuraal als intramuraal, maar ook semi- en transmuraal.
Tegenwoordig is de gangbare opvatting (visie) dat in de zorg de behoeften en wensen van de cliënt uitgangspunt moeten zijn van het denken en handelen van de zorgverleners, het zogenaamde cliëntgericht denken en werken. Er wordt ook wel gezegd: 'de cliënt staat centraal'. Voor mensen die lange tijd of vaak zorg nodig hebben, is dat een heel belangrijk uitgangspunt. Een van de kenmerken van zorg aan chronisch zieken is dat deze vaak langdurig en/of veelvuldig plaatsvindt.
Meer over de professionele attitude van de verzorgende is te lezen in *Basiszorg I*, uit de reeks 'Basiswerken V&V voor niveau 3' van Bohn Stafleu van Loghum, hoofdstuk 1 en 2.
In hoofdstuk 5 wordt dieper ingegaan op de bejegening van de chronisch zieke cliënten.

2.2 Samenwerken met zorgverleners uit andere disciplines

De behandeling van de aandoening van de chronisch zieke cliënt is doorgaans in handen van de behandelende arts. De cliënt is echter meer dan zijn ziekte en daarom wordt aan alle aspecten die te maken hebben met de aandoening van de chronisch zieke door verschillende hulpverleners gewerkt. Het spreekt voor zich dat al deze verschillende hulpverleners goed van elkaar moeten weten waar ze mee bezig zijn en welke doelen ze voor ogen hebben met de cliënt. Waar mogelijk moeten ze elkaars activiteiten versterken en zeker niet tegenwerken. Dit is alleen te bereiken door goed en regelmatig met elkaar te overleggen en af te stemmen. Een opsomming van alle mogelijk betrokken professionele hulpverleners zou bijna eindeloos worden, maar de hieronder genoemde zijn wel de meest gesignaleerde hulpverleners in de zorg voor mensen met een chronische aandoening:
- huisarts;
- medisch specialist;
- verzorgende, helpende en verpleegkundige;
- fysiotherapeut;
- ergotherapeut;
- logopedist;
- orthopedisch instrumentmaker;
- maatschappelijk werker;
- psycholoog;
- diëtist;
- geestelijk verzorger.

Het hangt af van het ziektebeeld welke hulpverlener op welk moment een rol heeft bij de behandeling en begeleiding van de chronisch zieke cliënt. Bijvoorbeeld bij een cliënt met multiple sclerose: de huisarts meestal, de neuroloog incidenteel en in tijden van verergering vaker, de ergotherapeut soms.

2.3 Coördinatie van zorg en zorgdossier

Coördinatie van zorg is het bewust en doordacht zorg dragen voor de continuïteit van de geplande zorg. Continuïteit van zorg betekent onafgebroken zorg, 24 uur per dag, zeven dagen per week, zonder haperingen en hiaten. Dat hoeft niet altijd te betekenen dat er ook 24 uur per dag zorgverleners in de buurt zijn.
De manier waarop de samenwerking en afstemming tussen al de betrokken hulpverleners plaatsvindt, verschilt per zorgsetting. In de thuissituatie is de cliënt zelf degene die de coördinatie van zorg in han-

den heeft, daarin bijgestaan door mantelzorger(s) en de huisarts. In de intramurale zorg is de behandelend arts degene die de coördinatie in handen heeft, daarin bijgestaan door verzorgenden en verpleegkundigen. Vaak wordt één verzorgende aangewezen per cliënt om de coördinatie van de zorg rondom hem of haar ter hand te nemen. Deze heeft vaak de functie van Eerstverantwoordelijke verzorgende (EVV).

Het zorg- en begeleidingsdossier

Alle verzamelde gegevens kunnen worden gebundeld in het zorg- (en begeleidings)dossier. Het dient als bewaarplaats en geheugensteun. Alle gegevens over één cliënt zijn hierin vastgelegd. Op deze manier is het voor alle betrokkenen gemakkelijk om informatie terug te vinden. Een zorgdossier bevat meestal:

- een intake/anamneseformulier;
- een blad met aandachtspunten voor zorg en begeleiding, waaronder: wensen, mogelijkheden, behoeften en problemen in zorg en begeleiding;
- een blad met doelen/resultaten;
- een activiteitenblad;
- een blad voor rapportage;
- een formulier voor een observatieverslag;
- registratielijsten, zoals een temperatuurlijst;
- afspraken- of opdrachtenbladen van andere disciplines;
- medicijnlijst;
- een overdracht- of ontslagformulier;
- een evaluatieformulier.

Naast het zorgdossier, dat in principe door alle betrokken zorgverleners moet worden gebruikt, hebben zorgverleners van andere disciplines dan de verzorging vaak ook nog een eigen dossier.
Steeds vaker heeft het dossier een elektronische vorm: alles staat in de computer en heet dan *elektronisch cliëntendossier*.

2.4 Gezondheidsvoorlichting, preventie en instructie

Gezondheidsvoorlichting bestaat uit alle activiteiten die bewust worden ondernomen om het gezondheidsgedrag van mensen te beïnvloeden, zodat ze kiezen voor ander, gezonder gedrag. Met gezondheidsvoorlichting krijgt iemand meer kennis over zijn gezondheid en ziekte. Mensen met een chronische aandoening kunnen veel baat hebben bij goede voorlichting om te leren op een zo goed mogelijke manier met de aandoening te leven. Ook kunnen complicaties en verergering soms worden voorkomen; dit heet dan preventie.

Overzicht Cliëntdossier

Zorg met verblijf

Tab	Code	Formulier	Druk-kenmerken	Arrangementen											
				1	2	3	4	5a	5b	6	7	8	9a	9b	10
1Afspraken	01.05	Zorgplan	Wit; dubbelz	B	B	B	B	B	B	B	B	B	B	B	B
	01.07	Bijzondere afspraken	Wit; dubbelz	B	B	B	B	B	B	B	B	B	B	B	B
	01.10	Artsenblad	Blauw; dubbelz	B	B	B	B	B	B	B	B	B	B	B	B
	01.15	Behandel-voorschriften	Blauw; dubbelz			B	B	B	B	B	B	B	B	B	B
	01.20	Medicatie overzicht	Blauw; dubbelz			B	B	B	B	B	B	B	B	B	B
	01.25	ADL	Blauw; enkelz		B	B	B	B	B	B	B	B	B	B	B
	01.30	Wondbenhandeling	Blauw; dubbelz		O	O	O	O	O	O	O	O	O	O	O
	01.35	Transferplan	Blauw; 4p / gevouwen A3			O	O	O	O	O	O	O	O	O	O
	01.40	Dagbestedingsplan	Rose; dubbelz				B	B	B	B	B	B			
	01.45	Benaderingsplan	Geel; dubbelz				B	B	B	O	B				
2 Rapportages	02.01	Voortgangs-rapportage	Wit; dubbelz	B	B	B	B	B	B	B	B	B	B	B	B
	02.05	Evaluatie Zorg	Wit; enkelz.	B	B	B	B	B	B	B	B	B	B	B	B
	02.10	Voorbereiding MDO	Wit; enkelz.	B	B	B	B	B	B	B	B	B	B	B	B
	02.15	Observatieformulier gedrag	Geel; dubbelz				O	O	O	O	O		O	O	
	02.20	Verantwoorde Zorg	Blauw; enkelz.	O	O	O	O	O	O	O	O	O	O	O	O
	02.25	Barthel ADL index	Blauw; enkelz											B	
	02.30	Risicoscores Decubitus[1]	Blauw; enkelz		O	O	O	O	O	O	O	O	O	O	O
	02.35	Screening eten en drinken	Blauw; dubbelz		O	O	O	O	O	O	O	O	O	O	O
	02.40	Defaecatie	Blauw; enkelz		O	O	O	O	O	O	O	O	O	O	O
	02.45	Verblijfskatheter	Blauw; enkelz					O	O	O	O	O	O	O	O
	02.50	Sondevoeding	Blauw; enkelz							O		O	O	O	O
	02.51	Sondevoeding Registratie	Blauw; dubbelz							O		O	O	O	O
	02.55	Vochtbalans 24 uur	Blauw; dubbelz		O	O	O	O	O	O	O	O	O	O	O
	02.60	Bloedsuiker curves	Blauw; enkelz		O	O	O	O	O	O	O	O	O	O	O
	02.65	Aftekenlijst Injecteren	Blauw; enkelz		O	O	O	O	O	O	O	O	O	O	O
	02.70	Controles en meetwaarden	Blauw; enkelz		O	O	O	O	O	O	O	O	O	O	O
3 Administratie	03.05	Persoonsgegevens	Wit; enkelz	B	B	B	B	B	B	B	B	B	B	B	B
		Kopie ID-bewijs	Zelf maken	B	B	B	B	B	B	B	B	B	B	B	B
		Zorgkaart HBH	Excel-bestand	B	B	B	B	B	B	B	B	B	O	O	B
		Zorgkaart PV	Excel-bestand	B	B	B	B	B	B	B	B	B	O	O	B
		Zorgkaart VP	Excel-bestand		B	B	B	B	B	B	B	B	O	O	B
		Zorgkaart BG	Excel-bestand	B	B	B	B	B	B	B	B	B	O	O	B
		Zorgkaart BH	Excel-bestand			B	B	B	B	B	B	B	O	O	B
		Indicatie	CIZ / AZR	B	B	B	B	B	B	B	B	B	B	B	B
	03.40	Registratie M&M	Wit; enkelz.				O	O	O		O				
		Zorg- en dienstverlenings-overeenkomst	Eigen beheer	B	B	B	B	B	B	B	B	B	B	B	B
		Garantverklaring	Eigen beheer	B	B	B	B	B	B	B	B	B	B	B	B
		Zorgtoekenning	Bemiddelings-bureau	B	B	B	B	B	B	B	B	B	B	B	B

<table>
<tr><td colspan="2">Naam Cliënt:</td><td rowspan="5">Zorgplan</td></tr>
<tr><td colspan="2">Geboortedatum: V</td></tr>
<tr><td>Afdeling: Trans</td><td>Kamer:</td></tr>
<tr><td colspan="2">Behandelend arts:</td></tr>
<tr><td colspan="2">Contactverzorgende:</td></tr>
</table>

<table>
<tr><th colspan="6">Algemene Gegevens</th></tr>
<tr><td colspan="2">Opnamedatum:</td><td colspan="2">Indicatie: ZZP 9</td><td colspan="2">Geldig tot:</td></tr>
<tr><td colspan="2">Arrangement: 9 a</td><td colspan="4"></td></tr>
<tr><td colspan="3">Opnamediagnose:</td><td colspan="3"></td></tr>
<tr><td colspan="6">Opnamedoel:</td></tr>
<tr><td colspan="3">Datum invulling:</td><td colspan="3">Juridische Status: Vrijwillig</td></tr>
<tr><th colspan="6">Somatisch functioneren</th></tr>
<tr><td colspan="2">Gewicht:</td><td>Lengte:</td><td colspan="3">Slapen:</td></tr>
<tr><td colspan="3">Dieet:</td><td colspan="3">Voedingsscreening:</td></tr>
<tr><td colspan="3">Decubitusscore:</td><td colspan="3">Incontinentie:</td></tr>
<tr><th colspan="6">Plan Somatisch functioneren</th></tr>
<tr><td>Datum</td><td>Nr</td><td>Aandachtspunt/probleem</td><td>Doel</td><td>Actie</td><td>Evaluatie</td></tr>
<tr><td></td><td></td><td></td><td></td><td></td><td></td></tr>
<tr><td></td><td></td><td></td><td></td><td></td><td></td></tr>
<tr><td colspan="6">Voortgang:</td></tr>
<tr><th colspan="6">ADL</th></tr>
<tr><td colspan="6">Barthel-score:</td></tr>
<tr><td colspan="6">Wassen:</td></tr>
<tr><td colspan="6">Aankleden:</td></tr>
<tr><td colspan="6">Transfers:</td></tr>
<tr><td colspan="6">Toiletgang:</td></tr>
<tr><td colspan="6">Eten en drinken:</td></tr>
<tr><td colspan="6">Medicijnen:</td></tr>
<tr><th colspan="6">Plan ADL</th></tr>
<tr><td>Datum</td><td>Nr</td><td>Aandachtspunt/probleem</td><td>Doel</td><td>Actie</td><td>Evaluatie</td></tr>
<tr><td></td><td></td><td></td><td></td><td></td><td></td></tr>
<tr><td></td><td></td><td></td><td></td><td></td><td></td></tr>
<tr><td colspan="6">Voortgang:</td></tr>
</table>

Tab	Code	Formulier	Omschrijving	Arrangementen											
				1	2	3	4	5a	5b	6	7	8	9a	9b	10
4 Kennismaken	04.05	Levensloop	Wit; dubbelzijdig	B	B	B	B	B	B	B	B	B	O	O	B
	04.10	Inventarisatie wonen en leven	Groen; enkelzijdig	B	B	B	B	B	B	B	B	B	O	O	B
	04.15	Inventarisatie Participatie	Roze; enkelzijdig	B	B	B	B	B	B	B	B	B	O	O	B
	04.20	Inv. Mentaal Welbevinden en Autonomie	Geel; enkelzijdig	B	B	B	B	B	B	B	B	B	O	O	B
	04.25	Inv. Lichamelijk welbevinden en gezondheid	Blauw; dubbelzijdig	B	B	B	B	B	B	B	B	B	O	O	B
5 Handleiding	05.05	Handleiding Cliëntdossier	Wit; dubbelzijdig	B	B	B	B	B	B	B	B	B	B	B	B
Archief		Oude afsprakenbladen		O	O	O	O	O	O	O	O	O	O	O	O
		Oude rapportages		O	O	O	O	O	O	O	O	O	O	O	O

B = Basis O = Optioneel

Figuur 2.1 *Voorbeeld van een zorgdossier.*

Instructie is soms ook nodig; de cliënt leert dan een vaardigheid (opnieuw) aan. Dit kan gaan over het eten met aangepast bestek tot en met het leren hanteren van een insulinepen.
Voor meer informatie over hoe gezondheidsvoorlichting, preventie en instructie te bieden aan een cliënt met een chronische ziekte: zie *Basiszorg II* uit de reeks 'Basiswerken V&V voor niveau 3' van Bohn Stafleu van Loghum, pag. 106 e.v., par. 21.2.4 Gezondheids- en patiëntenvoorlichting.

2.5 Therapietrouw en polyfarmacie

Mensen met een chronische ziekte krijgen vaak vanaf het moment van de diagnose voor de rest van hun leven te maken met medische en paramedische behandelingen, zoals medicijnvoorschriften en fysiotherapie. Voor veel cliënten komt daar nog de aanpassing bij van hun leefstijl, zoals stoppen met roken, gezondere voeding, gewichtsvermindering en meer bewegen. Kortom, veel adviezen en medische afspraken, die de ziekte onder controle moeten houden. Voor veel cliënten is het dan ook moeilijk om zich aan alle voorschriften en adviezen te houden, met andere woorden om *therapietrouw* te zijn.
Chronische ziekten hebben naast lichamelijke gevolgen ook gevolgen voor persoonlijke relaties, het dagelijkse leven en het werk. Een

chronische ziekte vergt levenslang veel aanpassingsvermogen. De behandeling en de aanpassingen vragen zo veel van cliënten dat vaak een heel zorgtraject nodig is om zich alles eigen te kunnen maken en het in te passen in het dagelijks leven.

2.5.1 THERAPIEONTROUW

Alle gedrag van cliënten waarbij ze de adviezen en de voorschriften niet altijd opvolgen, heet in vaktermen onvoldoende therapietrouw of therapieontrouw. Het gaat dan om het al of niet bewust niet-opvolgen van de afspraken. De meeste mensen zijn niet opzettelijk therapieontrouw. Een klein percentage mensen met medische voorschriften houden zich bewust niet aan de voorschriften. De meeste mensen doen dat niet bewust of opzettelijk. Er kunnen allerlei oorzaken zijn voor het niet-opvolgen van de voorschriften.
Therapieontrouw is een minder positieve uitdrukking. Steeds meer worden de begrippen onvoldoende of inadequate therapietrouw of therapiediscipline gebruikt om aan te geven dat het niet helemaal goed gaat.

Begrippen

Therapietrouw of therapiediscipline is het opvolgen van de gezondheidsadviezen, medische voorschriften, oefeningen, dieet enzovoort.
Onvoldoende therapietrouw/therapiediscipline (ook wel inadequate therapiediscipline genoemd) is het niet-opvolgen of het niet helemaal opvolgen van de voorschriften. Bijvoorbeeld wel medicijnen innemen, maar niet stoppen met roken, of mensen met hypertensie die uit eigen beweging stoppen met het innemen van medicijnen omdat ze geen klachten hebben.
Therapieontrouw is een term die ook wel gebruikt wordt, het gaat ook om het niet-opvolgen van de medische voorschriften en adviezen.

Onvoldoende therapietrouw komt voor bij 30-40% van de mensen die medicijnen krijgen voorgeschreven. Bij langdurig (chronisch) zieken ligt dat percentage nog hoger; rond de 70%.

2.5.2 HET BELANG VAN HET OPVOLGEN VAN DE THERAPIE

Is het in het voordeel van de chronisch zieke om de therapievoorschriften op te volgen? Die vraag kan met ja beantwoord worden. Bij chronische ziekten is het doel van de behandeling het verminderen van de verdere achteruitgang van de zieke. Een voorbeeld daarvan is COPD; de longschade die ontstaan is door roken is niet meer te herstellen, maar stoppen met roken en goed gebruik van medicijnen kan de verdere achteruitgang tegengaan. Bovendien is het effect dat de cliënt veelal minder benauwd is, minder hoest en met de ademhalingstraining door de fysiotherapeut zijn ademhaling beter kan benutten.

Waarom is het opvolgen van de behandeling en de adviezen zo moeilijk?

Casus meneer Prinsen

Bij meneer Prinsen, 54 jaar oud, is onlangs COPD vastgesteld. Meneer was kortademig, had weinig energie en hoestte veel. Hij had een hoog ziekteverzuim. Via zijn huisarts kwam hij op de polikliniek longziekten terecht. Hier kreeg hij een heel programma, dat bestond uit voorlichting over de ziekte en de gevolgen, de behandeling met medicijnen (met name het gebruik van inhalatiemedicijnen), bewegingsadviezen en ademhalingsoefeningen, stoppen met roken en voedingsadviezen. Hij heeft erg veel moeite met stoppen met roken. Meneer Prinsen krijgt intensieve begeleiding van de longarts, de fysiotherapeut, de longverpleegkundige en de diëtist.

Het kan voor veel chronisch zieken buitengewoon moeilijk zijn om zich te houden aan al die behandelvoorschriften en adviezen. Gevoelens en opvattingen over de ziekte kunnen een rol spelen. Soms zijn mensen erg geschrokken van de ziekte die ze hebben en is er tijd nodig om dat te verwerken. Er kan ook ontkenning zijn van het ziek-zijn, waardoor de behandeling niet in beeld is.
Mogelijk vergeten cliënten de medicijnen in te nemen of stoppen ze met een medicijn omdat het idee bestaat dat het niet helpt. Soms zijn er vervelende bijwerkingen waardoor het medicijn niet ingenomen wordt. Hoe meer voorschriften en medicijnen, hoe vaker het niet lukt om het regime op te volgen. Zeker wanneer een periode aanbreekt waarin de chronisch zieke zich beter voelt, is het soms lastig om bijvoorbeeld trouw de onderhoudsmedicatie in te nemen; hij voelt zich immers goed.
Met leefstijladviezen is het vaak nog moeilijker dan met bijvoorbeeld medicijnen innemen. Gezonder eten, minder zoetigheid, weinig vet en minder zout is niet altijd gemakkelijk.

Stoppen met roken is erg moeilijk; roken is een ernstige verslaving en daar ben je niet een-twee-drie vanaf. Ook meer bewegen en oefeningen doen is voor veel mensen een grote opgave; een ziekte kan daarbij wel een reden zijn om de gewoonten te veranderen, maar het blijft moeilijk om het zomaar even te doen.

Waardoor houden mensen zich niet aan de behandeling?
- De therapie duurt lang vaak levenslang.
- Het medicijn heeft (veel) bijwerkingen of/en een vieze smaak.
- Het medicijn helpt niet goed of het idee bestaat dat het niet helpt.
- Er zijn veel behandelvoorschriften, zoals meerdere medicijnen, zelfcontrole, dieetvoorschriften.
- De omgeving ondersteunt de cliënt niet.
- De cliënt ontkent de ernst van de ziekte en de noodzaak van behandeling.
- De cliënt heeft lichamelijke of geestelijke beperkingen waardoor het niet lukt zich aan de voorschriften te houden.
- Hoogfrequente dosering van medicijnen, complexe gebruikersinstructie.
- Slechte relatie tussen arts en cliënt en beperkte ondersteuning en begeleiding.

Wat helpt de therapietrouw te bevorderen?

Het gaat er bij mensen met een chronische ziekte om dat zij hun behandeling en de leefstijladviezen zo zelfstandig mogelijk hanteren. Dat heet *zelfmanagement*. Het vergt van de cliënt veel inzet, eigen initiatief en kennis van zaken. Toch lukt het veel mensen om de regie over hun ziekte en de behandeling goed te voeren. De opstelling van de zorgverleners moet hierbij positief zijn en niet sturend of betuttelend. De cliënt heeft recht op zelfbeschikking en autonomie en wil graag met respect en op een gelijkwaardige manier benaderd worden. De kunst is om zodanig met hem om te gaan dat hij zelf gaat nadenken over zijn eigen voornemens en hierin keuzes maakt. Een manier om dat proces op gang te brengen is een open en *motiverende gespreksvoering*, ook wel *motivational interviewing* genoemd.
Kenmerken van deze wijze van gesprekken voeren zijn:
- Respect voor de cliënt; deze bepaalt zelf welke kant hij opgaat.
- Samenwerken met de cliënt op basis van gelijkwaardigheid.

- De cliënt zelf met voorstellen laten komen over hoe hij wil omgaan met de behandelafspraken.
- Aandachtig luisteren naar, bevestigen van en reflecteren op wat de cliënt zegt.
- Samen met de cliënt oplossingen zoeken voor veranderingen van zijn gezondheidsgedrag.

De rol van voorlichting bij therapietrouw

Zonder kennis en vaardigheden kunnen cliënten bijna niet weloverwogen besluiten de therapie op te volgen. Het is noodzakelijk dat er voldoende mondelinge en schriftelijke voorlichting aangeboden wordt. Ook zijn er veel mogelijkheden met internet, informatie via patiëntenverenigingen, dvd's met instructies enzovoort.
Voor mensen met chronische ziekten, zoals diabetes mellitus, COPD, reuma, nier- en darmziekten, zijn er in de ziekenhuizen speciale programma's waaraan zij kunnen deelnemen. Het gaat dan om kennis over de ziekte, hoe ermee te leven en de behandelingen. Ook kunnen mensen op de rookstoppolikliniek deelnemen aan een programma dat hen helpt van het roken af te komen. Het aanleren van vaardigheden zoals zelfmedicatie en zelfcontrole bij diabetes mellitus, of het leren inhaleren van longmedicatie worden door middel van instructie en oefening aangeleerd. Cliënten worden hierdoor minder afhankelijk van hulp. Zij kunnen ook goed zelf de verergering van de ziekteverschijnselen herkennen en contact opnemen met het ziekenhuis. (zie ook *Basiszorg II*, Basiswerken V&V niveau 3, Bohn Stafleu van Loghum).

2.5.3 POLYFARMACIE

Het gebruik van meer dan vier verschillende geneesmiddelen gelijktijdig heet polyfarmacie. Dit komt nogal eens voor bij mensen met een chronische aandoening en brengt risico's met zich mee. Het vereist dan ook speciale aandacht van de voorschrijvende behandelaren te letten op de dosering en de combinatie van de geneesmiddelen. Er zijn al diverse systemen in het leven geroepen om hierover te waken, zoals bij de apotheek bij het verstrekken van de medicijnen. Toch gebeurt het nog altijd (te) vaak dat mensen moeten worden opgenomen door verkeerd medicijngebruik. Het probleem wordt vaak veroorzaakt door een verkeerde dosering of verkeerde combinatie van medicijnen, waardoor de cliënt niet beter, maar juist zieker is geworden. De verzorgende die enige kennis heeft van de medicijnen die de cliënt gebruikt, kan door goede observatie bijdragen aan het signaleren van (dreigende) problemen op dit gebied.

Veelvoorkomende chronische aandoeningen

3

In dit hoofdstuk komen veelvoorkomende chronische aandoeningen aan de orde. Van iedere aandoening of groep van aandoeningen worden de kenmerkende verschijnselen, het verloop en de behandeling beschreven. Bij ieder onderdeel wordt vervolgens de specifieke zorg voor díe aandoening (of groep van aandoeningen) met de aandachtspunten voor de verzorgende behandeld.

3.1 Inleiding

Mensen met een chronische ziekte hebben een lichamelijke of psychische aandoening die niet overgaat. Chronische ziekten komen niet alleen voor bij ouderen, maar ook bij kinderen en jongeren. Naarmate mensen ouder worden, lopen zij kans meer dan één chronische ziekte te krijgen.
Bij veel chronische ziekten nemen in de loop der jaren de klachten toe, maar komen ook perioden van tijdelijke of langdurige verbetering voor. Bij sommige chronische ziekten is zelfs volledig herstel niet uitgesloten. Het hebben van een chronische ziekte betekent niet per se dat mensen zich ziek voelen.
De volgende chronische aandoeningen worden achtereenvolgens behandeld:

- diabetes mellitus;
- reumatische aandoeningen;
- neurologische aandoeningen;
- COPD;
- hart- en vaatziekten;
- oncologische aandoeningen;
- hiv en aids;
- nierinsufficiëntie;
- psychiatrische aandoeningen.

Ieder onderdeel begint met een typerende situatieschets waarin een aantal zorgproblemen naar voren komen. Vervolgens wordt ingegaan op de aandoening en de specifieke zorg, aan de hand van zorgproblemen.

3.2 Diabetes mellitus

Casus mevrouw De Jong

Mevrouw De Jong woont in een aanleunwoning van het verzorgingshuis. Ze is 76 jaar en weegt 84 kilo. Haar lengte is 1,59 m. Ze zegt dat ze al een tijdje pijn heeft aan haar grote teen, maar ze kan zelf niet zien of er wat aan de hand is. Als je haar aanbiedt om even te kijken zie je een ruikende, nattige wond. De teen is verder dik en rood. Mevrouw heeft al twaalf jaar diabetes mellitus type II en gebruikt daarvoor glibenclamide (Daonil). Je weet dat ze veel te veel snoept en hebt haar daar al vaak op gewezen.

Diabetes mellitus, ook wel suikerziekte genoemd, is een chronische ziekte waarbij het glucosegehalte in het bloed niet meer goed geregeld wordt. Het is een stofwisselingsziekte waarbij het glucosegehalte in het bloed te hoog is. Dit wordt onder andere geregeld door het hormoon insuline uit de alvleesklier (pancreas). Bij diabetes mellitus maakt de alvleesklier te weinig of geheel geen insuline aan of het lichaam van de patiënt reageert niet meer op insuline. Dit hangt af van het type diabetes mellitus dat iemand heeft. Diabetes mellitus betekent eigenlijk: 'zoete doorloop', de urine smaakt zoet door de grote hoeveelheden glucose die erin voorkomen.
Er zijn twee verschillende vormen van diabetes mellitus, type I en type II.

Type I (vroeger werd dit de 'insulineafhankelijke diabetes mellitus' genoemd).
Deze vorm ontstaat meestal op jonge leeftijd. De insulineproductie is bij deze mensen praktisch afwezig; er moet dus insuline toegediend worden. De ziekte kenmerkt zich door een korte voorgeschiedenis. Van chronische complicaties (zie verder in dit hoofdstuk) is op het moment van de diagnose nog geen sprake.

Type II. Deze vorm van diabetes mellitus ontstaat meestal op oudere leeftijd, maar soms ook bij jeugdigen. De insulineproductie is hierbij

verminderd, maar daarnaast bestaat er ook vaak een ongevoeligheid voor insuline (insulineresistentie) in lever, spier- en vetweefsel.
De ziekte ontwikkelt zich veel sluipender dan type I. Bij deze mensen verloopt de stofwisseling meestal al jaren niet goed. Op het moment van de diagnose zijn er vaak al chronische complicaties.
Er zijn verschillende mogelijke oorzaken van deze vorm:

- *Zwaarlijvigheid (adipositas)* leidt tot een vermindering van de gevoeligheid van de cellen voor insuline; de weefselgevoeligheid voor insuline verbetert naarmate de opslagplaatsen (de vetcellen) minder gezwollen zijn.
- *Alvleesklierongevoeligheid*: soms reageert de alvleesklier onvoldoende op de glucoseprikkel (stijging van het bloedsuikergehalte) en scheidt onvoldoende insuline af: de alvleesklier is uitgeput.
- *Leeftijd*: met het stijgen van de leeftijd neemt het aantal mensen met diabetes mellitus toe, waarschijnlijk vanwege verminderde insulineproductie en een toename van de weefselongevoeligheid.
- *Erfelijke aanleg*.
- *Zwangerschapsdiabetes*: soms ontstaat er tijdens de zwangerschap een lichte diabetes mellitus die na de bevalling weer verdwijnt. Mogelijk speelt hierbij familiaire aanleg een rol.
  Zwangerschapsdiabetes treedt op bij ongeveer 1 tot 2 % van de zwangerschappen in Nederland. De kans op het ontstaan van diabetes mellitus type II bij vrouwen die zwangerschapsdiabetes hebben gehad, is 50 %. Zwangerschapsdiabetes wordt behandeld met insuline. De glucoseverlagende tabletten zijn namelijk slecht voor het ongeboren kind.

In 2007 hadden in Nederland ruim 740.000 mensen diabetes mellitus. Van deze personen heeft ongeveer 90% type II. Verwacht wordt dat in 2025 1,5 miljoen mensen diabetes mellitus zullen hebben.

De glucosestofwisseling

De koolhydraten in onze voeding worden in het maagdarmkanaal door enzymen omgezet tot glucose. Koolhydraten zitten bijvoorbeeld in brood, aardappelen, pasta's en in zoete producten zoals jam, limonade, koek en gebak, maar ook in bier.
Vanuit de dunne darm wordt de glucose opgenomen (geresorbeerd) in de bloedbaan. Het bloed transporteert de glucose naar de lever, waar het voor een deel door insuline wordt omgezet tot glycogeen. Vervolgens wordt de glucose door het bloed vervoerd naar alle lichaamscellen. De hoeveelheid glucose in het bloed heet de bloedglucosespiegel. Dit wordt ook wel foutief 'bloedsuiker' genoemd. De glucose kan

echter niet zomaar in alle lichaamscellen worden opgenomen. Er is een speciale sleutel nodig, namelijk insuline, om glucose in de cellen opgenomen te laten worden.

De werking van insuline

Insuline wordt gemaakt in de bètacellen van de eilandjes van Langerhans in de alvleesklier. Stijgt het glucosegehalte in het bloed, dan wordt de alvleesklier geprikkeld tot het loslaten van insuline. Ook worden er al, als glucose opgenomen wordt door de dunne darm, hormonen gemaakt die de alvleesklier stimuleren tot de afgifte van insuline. De insuline wordt na afgifte aan het bloed op het celmembraan van cellen gebonden die gevoelig zijn voor insuline. Hierdoor wordt de doorgankelijkheid van het celmembraan voor glucose bevorderd. Lever-, spier- en vetcellen hebben insuline nodig om glucose het celmembraan te laten passeren. Hersencellen hebben daarvoor geen insuline nodig; de glucose kan het celmembraan ongehinderd passeren. Hersencellen zijn de enige cellen die volledig aangewezen zijn op glucose als energiebron. Een te laag glucosegehalte in het bloed (hypoglykemie) leidt dus vrijwel altijd tot hersengerelateerde klachten (concentratieproblemen, wisselende stemming, onrust, verwardheid).

Invloed van insuline op de koolhydraatstofwisseling

- insuline bevordert de omzetting van glucose in glycogeen;
- het bevordert het transport van glucose door het celmembraan (behalve bij de hersencellen, omdat dat daar niet nodig is);
- het bevordert het glucosegebruik van de cellen.

Wat gebeurt er dus bij een tekort aan insuline? Een tekort aan insuline leidt tot een stijging van het glucosegehalte in het bloed (hyperglykemie); de nieren scheiden dit teveel aan glucose uit in de urine (glocosurie), met als gevolg:

- vermagering (alleen bij type I)
- veel plassen (polyurie), waardoor er een verlies van water en daardoor dorst ontstaat.

Invloed van insuline op de vetstofwisseling

Insuline bevordert de opbouw van vetten. Wat gebeurt er dus bij een insulinetekort met de vetstofwisseling? Bij een ontbreken van insuline gaat het lichaam op grote schaal vetten afbreken. Dit leidt tot ophoping van de zogenaamde ketozuren zoals aceton in het bloed. Deze ketozuren kunnen gedeeltelijk weer als energiebron worden gebruikt, maar ophoping leidt tot:

- verzuring (metabole acidose) met *Kussmaulse ademhaling* (snel, diep en regelmatig);
- uitscheiding van ketozuren in de urine;
- uitscheiding van ketozuren in de uitademingslucht (de adem van de cliënt ruikt dan naar aceton).

Invloed van insuline op de eiwitstofwisseling

Insuline bevordert de eiwitopbouw in de cellen. Wat gebeurt er dus bij een insulinetekort met de eiwitstofwisseling? Een insulinetekort zal leiden tot afbraak van weefseleiwitten, met als gevolg zwakte en gestoorde orgaanfuncties.

Verschijnselen van diabetes mellitus

Lichamelijke verschijnselen:
- veel plassen (polyurie), meer dan 2 liter per dag (ook 's nachts). Dit kan leiden tot uitdroging (dehydratie);
- dorst en veel drinken (polydipsie);
- vermagering ondanks goede eetlust (alleen bij type I);
- vermoeidheid, lusteloosheid en spierzwakte ten gevolge van eiwitafbraak en het verlies van vitaminen en mineralen als gevolg van het vele plassen;
- verminderde weerstand tegen infecties door verminderde functie van de witte bloedlichaampjes; dit kan bijvoorbeeld leiden tot aandoeningen als jeuk aan de anus of schaamlippen ten gevolge van een *Candida*-infectie (schimmel) of ontsteking van de eikel;
- droge mond, brokkelige nagels, dun haar ten gevolge van eiwitafbraak;
- ophoping van een gelige substantie in de ooghoeken en/of boven de oogleden (xanthelasmata) ten gevolge van een vetstofwisselingsstoornis.

Psychische verschijnselen

Mogelijk twee derde van de mensen met diabetes mellitus heeft psychische verschijnselen. Depressieve stoornissen en angststoornissen zijn de belangrijkste verschijnselen. Bij een te laag glucosegehalte in het bloed (hypoglykemie) kan bijvoorbeeld een paniekaanval ontstaan. Jonge vrouwen met diabetes mellitus ontwikkelen soms eetstoornissen (anorexia nervosa). Ook kan een verwardheidstoestand (delier) ontstaan.

Wanneer is er sprake van diabetes mellitus?

Normale waarden van glucose:
Lager dan 5,5 mmol/liter nuchter;

Lager dan 7,7 mmol/liter 2 uur na het eten of drinken van koolhydraten.

Abnormale waarden:
Hoger dan 6,7 mmol/liter nuchter;
Hoger dan 11,1 mmol/liter 2 uur na belasting.

Diagnostiek

- Anamnese (vermagering, veel drinken enz.).
- Lichamelijk onderzoek (uitdroging, acetonlucht enz.).
- Laboratoriumonderzoek:
  - bepaling van glucose, ketozuren en eiwit in de urine (kan ook met de zogenaamde teststrookjes);
  - bloedsuikerbepaling, nuchter en niet nuchter;
  - HbA_1c-bepaling: het glucosemolecuul bindt zich aan het Hb-molecuul. Omdat het rode bloedlichaampje waarin zich het hemoglobine bevindt ongeveer 100 dagen in het bloed aanwezig is, geeft de mate van binding informatie over het glucosegehalte over langere tijd. De bepaling is niet geschikt om te bepalen of iemand diabetes mellitus heeft, maar wel voor controle van de diabetesbehandeling.

3.2.1 BEHANDELING VAN DIABETES MELLITUS

De behandeling is gericht op het verkrijgen van het juiste gewicht (dat betekent dus vaak afvallen) en het zo goed mogelijk instellen van de bloedsuikerspiegel. Er moet gestreefd worden naar een nuchtere glucosewaarde van minder dan 6,7 mmol/liter. Dit wordt normoglykemie genoemd.

Dieet

Bij nuchtere glucosewaarden lager dan 15 mmol/liter kan de patiënt met diabetes mellitus type II eerst gedurende drie maanden behandeld worden met een dieet. Mensen met *overgewicht* met type II diabetes kunnen met een vermageringsdieet tot een goede glucosespiegel gebracht worden. De bedoeling van het dieet is dat de vetreserves van de persoon worden verbrand; de voeding moet echter wel voldoende eiwitten en koolhydraten bevatten voor een goede verbranding. Om overgewicht vast te stellen hanteert men de BMI, Body Mass Index. Die wordt als volgt berekend (bron: www.hartstichting.nl):

1 Neem de lengte in meters, bijvoorbeeld 1,75 meter.
2 Neem hiervan het kwadraat: 1,75 x 1,75 = 3,0625.
3 Neem het gewicht in kilo's, bijvoorbeeld 79 kilo.

4 Deel het gewicht door het kwadraat van de lengte: 79 : 3,0625 = 25,7959.
5 Het BMI = 25,7959, afgerond 26.

Vetzucht bij BMI hoger dan 30.
Overgewicht bij BMI tussen 25 en 30.
Normaal gewicht bij BMI lager dan 25 (tussen 18 en 25).
Bij diabetes type II wordt gestreefd naar een BMI lager dan 25.

Bij personen met een *goed gewicht* is het gewenst dat het dieet zo is samengesteld dat 50% van de dagelijkse energiebehoefte wordt geleverd door koolhydraten, 30% door vetten en de resterende 20% door eiwitten.
De koolhydraten kunnen het beste in 'samengestelde vorm' worden gegeten, dat wil zeggen in levensmiddelen die zowel zetmeel, vetten als eiwitten bevatten. Als de koolhydraten hierin ook nog in 'verpakte vorm' voorkomen (dat wil zeggen: met voedingsvezels), zullen beide factoren leiden tot een langzame vertering en daarmee tot geleidelijke glucoseopname. Verder dient de voeding zo gelijkmatig mogelijk over de dag te worden verdeeld en streeft men ernaar de patiënt tot iets onder zijn/haar 'ideale' gewicht te brengen.

Orale bloedsuikerverlagende middelen
Deze middelen worden alleen voorgeschreven bij type II.
- Metformine (Glucophage). Bij iedere patiënt met diabetes mellitus type II en een normale nierfunctie wordt gestart met de behandeling met metformine. Het verhoogt onder andere de gevoeligheid van de cellen voor insuline en vermindert de opname van glucose uit de darm. Bijwerkingen:
  - maagdarmklachten (misselijkheid, diarree). Deze zijn meestal van tijdelijke aard;
  - metaalsmaak.
- Glibenclamide (Euglucon, Daonil).
- Gliclazide (Diamicron).
- Glipizide (Glibanese).

De laatste drie middelen stimuleren de insulineafgifte uit de pancreas. De bijwerking is mogelijk een te laag glucosegehalte in het bloed (hypoglykemie).
Het tijdstip van inname is van belang: metformine moet tijdens of na de maaltijd ingenomen worden, de andere drie medicijnen 15-30 minuten voor de maaltijd.

Insuline

Normaal wordt in ons lichaam de insulinespiegel aangepast aan de glucosespiegel; bij mensen met diabetes mellitus gaat het net andersom: de glucosespiegel moet (met behulp van een dieet) worden aangepast aan een vaste hoeveelheid (per subcutane injectie toegediende) insuline.
Er zijn kortwerkende insulines: deze bereiken al na 1-2 uur de maximale spiegel in het bloed en zijn na 6-8 uur uit het bloed verdwenen. Bij insulines met een verlengde werking (middellang en langwerkend) werkt de insuline niet langer, maar is deze gebonden aan stoffen waarvan het zich in het onderhuidse weefsel geleidelijk losmaakt.

3.2.2 COMPLICATIES VAN DIABETES MELLITUS

Deze zijn te verdelen in complicaties op korte termijn en complicaties op langere termijn.

Complicaties op korte termijn

Te hoog glucosegehalte in het bloed (hyperglykemische ontsporing).
Oorzaken:
- onbehandelde diabetes mellitus;
- te weinig/verkeerd insuline gespoten;
- te veel gegeten/te weinig beweging gehad;
- koorts/ontstekingen;
- emotionele spanningen.

Kortom, bij stress, of dit nu lichamelijk of psychisch is, moet altijd rekening gehouden worden met ontregeling van de diabetes mellitus. Of het nu gaat om een buikgriep, opname in het ziekenhuis wegens decompensatio cordis of het optreden van een depressie.
Als gevolg van het te hoge glucosegehalte in het bloed kan de patiënt uitdrogen en in een coma (hyperglykemisch coma) raken.

Te laag glucosegehalte in het bloed (hypoglykemische ontsporing).
Oorzaken:
- te veel insuline gespoten;
- niet/te weinig/te laat gegeten;
- te veel energie gebruikt (lichamelijke inspanning).

Iedere persoon met diabetes mellitus heeft zijn eigen 'hypo'-verschijnselen; ook de glucosespiegel waarbij deze verschijnselen zullen gaan optreden is per persoon verschillend; meestal is de glucosespiegel dan gezakt tot onder de 3 mmol/liter.

In de eerste fase van een 'hypo' vertoont de patiënt meestal één of meerdere van de volgende verschijnselen: hongergevoel, geeuwen, zweten, beven, duizeligheid, bleek zien, angst, agressie, slecht zien, hartkloppingen.
Deze verschijnselen zijn grotendeels te verklaren door de in deze fase optredende verhoogde adrenaline-afgifte. Het hormoon adrenaline probeert namelijk het glucosegehalte van het bloed te verhogen.
In de tweede fase van een 'hypo' vertoont de patiënt meestal één of meerdere van de volgende verschijnselen: plotselinge stemmingsveranderingen (van opgewekt naar huilerig, of van kalm naar uitbundig/agressief), verwardheid, ongecoördineerde bewegingen, spraakstoornissen, dubbelzien, sufheid, insulten en coma.
Deze verschijnselen zijn grotendeels te verklaren door het in deze fase optredende glucosetekort in de hersenen. Ook het feit dat de patiënt zich vaak niet bewust is van de bij hem/haar optredende 'hypo'-verschijnselen kan hiermee worden verklaard, evenals het (bij ernstig glucosetekort) intreden van een coma.

Complicaties op langere termijn

Deze berusten voornamelijk op vaatveranderingen:
- in kleine vaten: pathologie in de kleine bloedvaten (microangiopathie);
- in grote vaten: slagaderverkalking (atherosclerose).

Bij mensen met een langdurig te hoog glucosegehalte in het bloed (die slecht zijn ingesteld) treden deze complicaties eerder en in sterkere mate op.
De belangrijkste complicaties zijn:

Aantasting van het netvlies (retinopathie)

Deze aandoening ontstaat door aantasting van de haarvaten van het netvlies en kan leiden tot blindheid. Cliënten met diabetes mellitus moeten regelmatig door de oogarts worden gecontroleerd.

Aantasting van de zenuwen (neuropathie)

Deze aandoening wordt gekenmerkt door gevoelsstoornissen aan de voeten en de benen: prikkelingen, tintelingen, schietende pijn of juist een doof gevoel. Er kan een zweer (ulcus) ontstaan omdat de cliënt een beschadiging onvoldoende voelt. Later kan spierzwakte (bovenbeen) ontstaan. Bij autonome neuropathie ontstaat een aantasting van zenuwen van het autonome zenuwstelsel. De zenuwen hiervan gaan vooral

naar de interne organen. Aantasting van de zenuwen naar blaas en penis kan leiden tot een gestoorde blaasfunctie en impotentie.
Ook kunnen hartklachten en aandoeningen aan het spijsverteringskanaal ontstaan, met snelle hartslag in rust, lage bloeddruk bij opstaan en een stil infarct, slikproblemen, maagverlamming en obstipatie.
Als de zenuwen naar de zweetklieren aangetast zijn, ontstaan verschijnselen als niet kunnen zweten en warmte-intolerantie. Ook krijgt de patiënt bij hypoglykemie geen verschijnselen zoals hartkloppingen enzovoort. Hij is dan dus ongevoelig voor de voortekenen van hypoglykemie.

Aantasting van de nieren (nefropathie)

Beschadigingen aan de kluwen van haarvaten in de nier (de glomeruli) kunnen leiden tot hoge bloeddruk (hypertensie), eiwit in de urine en oedeem. De nierfunctie gaat geleidelijk dalen; uiteindelijk leidt dit tot nierinsufficiëntie die met dialyse behandeld moet worden.

Atherosclerose

Atherosclerose treedt eerder en in ergere mate op bij mensen met diabetes mellitus. Dit komt door een gestoorde vetstofwisseling. De gevolgen van de atherosclerose zijn afhankelijk van de plaats van optreden (bijv. hartinfarct bij atherosclerose in de kransslagaders, etalagebenen bij atherosclerose van de slagaders van de benen en een CVA bij aantasting van de slagaders in of naar de hersenen). De atherosclerose kan het beste voorkomen/afgeremd worden door uitschakeling van risicofactoren:

- niet roken/veel lichaamsbeweging;
- hypertensie bestrijden;
- cholesterolarm dieet, medicijnen die het cholesterolgehalte in het bloed verlagen;
- overgewicht bestrijden;
- goede instelling van de diabetes mellitus.

Staar (cataract)

Staar betekent troebeling van de lens van het oog. Door de vertroebeling van de lens wordt het gezichtsvermogen steeds slechter. De cliënt gaat minder zien en krijgt een waziger beeld (alsof hij door matglas kijkt): het scherpe zien wordt steeds minder, zowel op afstand (tv-kijken, autorijden) als dichtbij (lezen). Ook kunnen kleurveranderingen ontstaan: de omgeving lijkt grauwer en minder kleurrijk.

De diabetische voet

Het voorkomen van voetafwijkingen bij mensen met diabetes mellitus komt in Nederland met de ouder wordende bevolking steeds vaker voor. Onder de 'diabetische voet' wordt een groot aantal afwijkingen aan voeten van mensen met diabetes mellitus verstaan, die vaak aanleiding geven tot ernstige beschadigingen en die zelfs uiteindelijk kunnen leiden tot amputaties. Naar schatting zoekt ongeveer 25% van de mensen met diabetes mellitus gespecialiseerde hulp voor de voeten. 50% van alle amputaties vindt plaats bij mensen met diabetes mellitus. Voor het ontstaan van diabetische voetafwijkingen zijn drie oorzaken aan te wijzen:

- de slechte bloed- en daardoor zuurstofvoorziening (aantasting van de kleine en grote vaten; microangiopathie en atherosclerose);
- aantasting van de zenuwen (neuropathie), waardoor een wondje niet wordt gevoeld;
- de slechte werking van de witte bloedlichaampjes, waardoor een infectie niet goed opgeruimd wordt.

Het dragen van strakke schoenen is een belangrijke factor voor het ontstaan van voetafwijkingen. Schoenen moeten goed gesloten om de voeten zitten, maar niet te strak. Door te nauwe schoenen ontstaat er een te hoge druk op de tenen, waardoor eeltvorming en door de druk zweren kunnen ontstaan.

Voorlichtingsaspecten:

- bekijk/betast dagelijks de voeten;
- loop niet op blote voeten;
- zorg voor goede schoenen, geen hoge hakken;
- gebruik geen kruiken;
- zorg voor voldoende beweging;
- neem dagelijks een lauw voetbad, droog daarna de voeten goed af en smeer ze in met babyolie;
- knip nagels recht af; niet te kort, knip zelf geen eelt weg en bezoek de pedicure.

3.2.3 DE SPECIFIEKE ZORG VOOR DE CLIËNT MET DIABETES MELLITUS

Bij een cliënt met diabetes mellitus is in eerste instantie niet zozeer de ondersteuning van zijn ADL van belang, maar is de informerende, voorlichtende en instruerende kant van de zorg veel meer aan de orde.

ADL

Over het algemeen zal de gewone ADL (activiteiten van het dagelijks leven) voor mensen met diabetes mellitus geen probleem zijn. Het is wel goed rekening te houden met een verhoogde kans op huidinfecties en jeuk. Daarom moet de huid goed verzorgd en vooral ook goed gedroogd worden. Bij een goed ingestelde behandeling van diabetes mellitus zullen huidproblemen zich minder snel voordoen. Zie verder ook hierboven bij de voorlichtingsaspecten omtrent de voetverzorging.

Mondverzorging

Ook hier geldt weer dat bij een goede instelling van de behandeling van diabetes mellitus geen extra risico bestaat op ontstoken tandvlees en tandbederf, maar dat extra aandacht voor een goede mondverzorging wel op zijn plaats is. Voorkomen is beter dan genezen.

Therapietrouw

Met therapie wordt hier bedoeld: de combinatie van behandeling met tabletten of insuline en de voedingsadviezen.
Voor beide vormen van diabetes mellitus geldt dat door het goed volgen van de behandeling de gezondheid zolang mogelijk optimaal kan blijven. Zolang de cliënt echter niet geconfronteerd wordt met complicaties, is het weleens moeilijk dat vol te houden. De verzorgende kan hierin steun bieden. Door de cliënt goed voor te lichten en ook zelf te leren de signalen van zijn lichaam te herkennen, gaat het met het trouw zijn aan de behandeling vaak wel beter. De verzorgende kan hierin een belangrijke rol spelen.

Zelfmanagement

Het zelf voeren van de regie over de aandoening, de behandeling en het kunnen maken van keuzes kan bijdragen aan het accepteren en het beter omgaan met diabetes mellitus. Daarom is het van het grootste belang dat de cliënt steeds goed geïnformeerd is. Iemand die goed geïnformeerd is kan bewust kiezen. Zo kan het met de huidige toedieningsvormen van insuline (pen of pompje) best dat iemand met diabetes mellitus er toch eens voor kiest om uit te slapen, een beetje 'door te zakken' of patat te eten. Mits hij goed luistert naar de signalen van zijn lichaam en de glucosewaarde in het bloed goed in de gaten houdt, eventueel meer of minder insuline gebruikt of juist wat meer of minder eet, moet dat af en toe kunnen.

Voedingsadviezen

Gelukkig is een streng dieet, zonder suiker, tegenwoordig niet meer nodig. De tijd van het afwegen van grammen voeding is voorbij.
Voor cliënten met diabetes mellitus die geen insuline hoeven te gebruiken geldt:
- geconcentreerde suikers weglaten (snoep, limonade e.d.);
- overgewicht voorkomen of proberen weg te krijgen;
- geen speciale dieetvoedingsproducten zoals koek, gebak en snoep gebruiken, die zijn vaak te vet en verhogen het cholesterolgehalte in het bloed. De producten leveren evenveel calorieën als gewone producten, maar zijn vaak verwerkt in vette zaken en zijn erg duur.

Voor cliënten die wel insuline moeten gebruiken geldt:
De voedingsadviezen worden door een diëtist voor iedere cliënt persoonlijk gegeven en zijn afgepast op diens leefsituatie. Ze moeten dan ook worden opgevolgd. Afwijken van de voedingsadviezen heeft direct effect op het glucosegehalte in het bloed, en zal dus moeten worden gevolgd door een aanpassing van de insulinetoediening.

Aandachtspunten in de voeding zijn:
- ken de effecten van alcoholconsumptie en beperk deze;
- bij grote lichamelijke inspanning extra koolhydraten nemen, of minder insuline;
- bij ziekte toch eten en drinken en eventueel de hoeveelheid insuline aanpassen (bij koorts gebruikt het lichaam meer insuline);
- bij het gebruik van snelwerkende insuline binnen een half uur eten, omdat het glucosegehalte in het bloed stijgt;
- voor de nacht is het ook verstandig wat te eten, omdat in de nacht de bloedsuikerwaarde vaak wat daalt.

Insulinetoediening

Wanneer een verzorgende beroepsmatig met een cliënt met diabetes mellitus in aanraking komt (in een zorginstelling of in de thuiszorg), zal deze vaak al op medicatie zijn ingesteld. Ofwel op insuline, ofwel op tabletten.

Zoals eerder vermeld moet insuline subcutaan worden toegediend; innemen werkt niet.
Dit kan per injectiespuit, maar dat komen we in Nederland niet of nauwelijks meer tegen. Tegenwoordig heeft eigenlijk iedere insulinegebruiker een pen, waarbij met een heel klein naaldje makkelijk door hemzelf kan worden geprikt. Natuurlijk moet de cliënt dat wel eerst

hebben geleerd. Het kan zijn dat de verzorgende hier instructie en voorlichting in moet geven (vaak in samenwerking met arts of diabetesverpleegkundige). Het zelf kunnen injecteren geeft de cliënt meer vrijheid en zelfstandigheid. Soms wordt gekozen voor het gebruik van een insulinepompje. Dat geeft voortdurend een heel klein beetje insuline af en kan soms ook reageren op het glucosegehalte in het bloed (hangt van het pompje af). Voor sommige insulinegebruikers is dit ideaal, voor anderen juist helemaal niet. Nadeel is vooral het feit dat het toch wel een tamelijk zichtbaar aanwezig apparaatje is. Mensen met veel schommelingen in de bloedsuiker en bijvoorbeeld kinderen kunnen er wel bij gebaat zijn.
Ook leert in principe iedere cliënt met diabetes mellitus zelf de glucosewaarde van het bloed te bepalen. Wanneer dat niet (of niet meer) lukt, is dit een handeling die vaak door een verzorgende wordt gedaan. Met een klein vingerprikje en een apparaatje met een teststrookje is dit een eenvoudige handeling zonder noemenswaardig risico.

Uitscheidingspatroon

Een van de symptomen van hyperglykemie is veel urineren. Wanneer zich dit voordoet moet de glucosewaarde van het bloed worden bepaald. In overleg met de behandelende arts moet misschien de insuline worden aangepast. Overigens kan veel urineren (polyurie) ook voorkomen bij met tabletten behandelde cliënten met diabetes mellitus. Dit is een signaal om bij de arts langs te gaan. Wellicht moet er een tablet bij of moet de cliënt alsnog ingesteld worden op insuline. Uiteraard wordt dit bepaald door de arts.
Omdat mensen met diabetes mellitus gevoelig zijn voor infecties, komt blaasontsteking regelmatig voor. Dat wordt dan behandeld met antibiotica.

Activiteiten en bewegen

Voor mensen met diabetes mellitus die 'gezond' zijn, is bewegen en actief bezig zijn prima. Mits de cliënt goed kan 'spelen' met gebruik van insuline en eventueel snelwerkende koolhydraten (Dextro, yoghurt met siroop) is bewegen heel goed om zolang mogelijk gezond te blijven.

Complicaties

In het verzorgings- en verpleeghuis zullen verzorgenden vaak te maken krijgen met oudere bewoners met diabetes mellitus, die allerlei complicaties kunnen hebben ten gevolge van deze chronische aandoening. Vaak zie je bij ouder wordende bewoners met diabetes mellitus dat ze moeilijk instelbaar zijn, veel last hebben van hyper- en hypoglykemie, oogbehandeling moeten ondergaan, amputatie van ledematen (tenen, voeten, onderbeen), hartinfarcten en CVA. De zorgverlening komt dan in het teken te staan van deze complicaties.

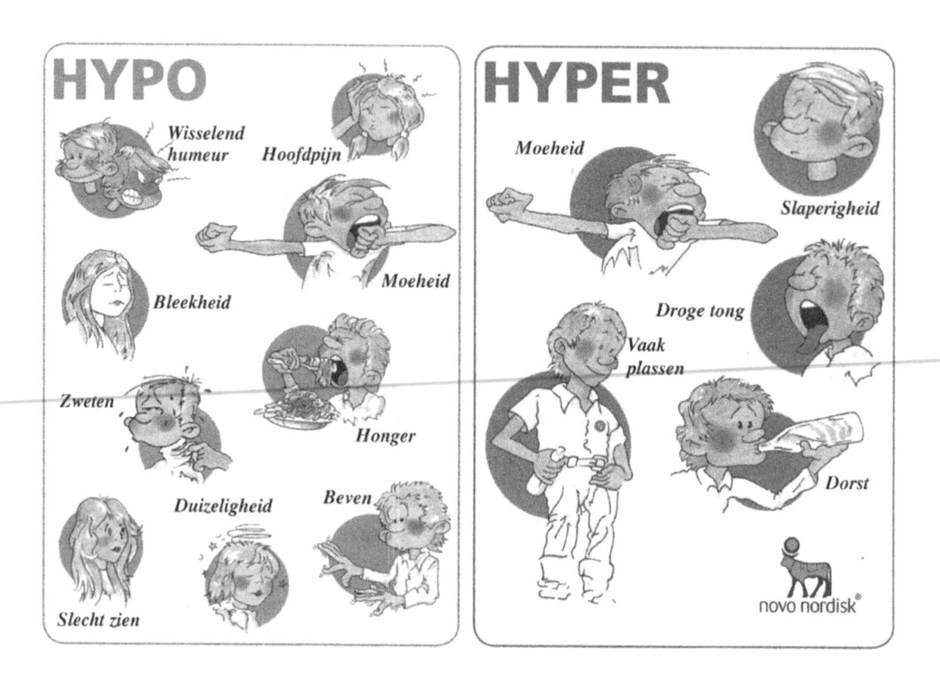

Figuur 3.1 *Kenmerken van hypo en hyper.*

Bron: Novo Nordisk.

Observatie

Goede observatie door de mensen die bij de zorg voor een cliënt met diabetes mellitus betrokken zijn is van groot belang. De cliënt zelf is zich immers niet altijd bewust van veranderingen die zich voltrekken en die te maken hebben met de aandoening diabetes mellitus. Het is goed altijd bedacht te zijn op factoren die ontregeling van de bloedglucosewaarden kunnen veroorzaken, zoals verkoudheid, griep, misselijkheid, braken, stress, verdriet enzovoort. Denk bijvoorbeeld ook aan lang moeten wachten op het kerstdiner, een dagje uitgaan met afwijkende maaltijden, een feestje met een glaasje alcohol of een meer dan gewone lichamelijke inspanning.

3.3 Reumatische aandoeningen

Casus mevrouw Spaans

Mevrouw Spaans is een nieuwe bewoner op de somatische afdeling in het verpleeghuis. Zij heeft al 28 jaar last van reumatoïde artritis. Ondanks de toenemende pijn en beperkingen heeft zij, met hulp van haar echtgenoot, haar buren en de thuiszorg, redelijk goed thuis kunnen wonen. Haar echtgenoot is twee maanden geleden overleden en de situatie is thuis niet meer houdbaar. Mevrouw is intussen voor veel dagelijkse handelingen als eten en drinken, wassen en kleden en toiletgang afhankelijk van hulp. Nu haar echtgenoot er niet meer is, kan die hulp thuis onvoldoende worden geboden. Dat maakt dat opname in een verpleeghuis onvermijdelijk is geworden.

Reumatische aandoeningen zijn acute en chronische aandoeningen van het houdings- en bewegingsapparaat en van het bindweefsel. De term 'reuma' kan worden beschouwd als een verzamelnaam voor deze aandoeningen.
Reumatische aandoeningen komen frequent voor (± 20% van de bevolking) en zijn veelal chronisch. Men onderscheidt:
- aandoeningen waarbij ontstekingsverschijnselen op de voorgrond staan, zoals *reumatoïde artritis*;
- aandoeningen waarbij de kwaliteit van het weefsel achteruitgaat, zoals *artrose* en *osteoporose*. Deze zogenaamde degeneratieve aandoeningen treden op door slijtage- en verouderingsverschijnselen van het lichaam.

3.3.1 REUMATOÏDE ARTRITIS

Reumatoïde artritis is een chronische ontstekingsziekte, waarvan de oorzaak niet precies bekend is. De aandoening is voornamelijk gelokaliseerd in de perifere gewrichten (handen en voeten), maar ook andere gewrichten kunnen aangedaan zijn, zoals knieën, heupen, ellebogen en schouders. Daarnaast zijn ook vaak de weefsels rond de gewrichten aangedaan, zoals de peesscheden en aanhechtingsplaatsen van de spieren. Bijna altijd zal de ontsteking lijden tot functieverlies en bewegingsbeperking. Reumatoïde artritis is een systeemziekte, dat wil zeggen dat deze in het hele lichaam kan voorkomen.

Symptomen

De ziekte begint vaak al op jongvolwassen leeftijd en de verschijnselen nemen in de loop van de jaren toe. Bij vrouwen komt de ziekte driemaal vaker voor dan bij mannen.
De 'echte' symptomen van de ziekte worden meestal voorafgegaan door zogenaamde voortekenen zoals algemene malaise, koorts, verminderde eetlust en gewichtsverlies. Patiënten kunnen klagen over klamme handen en voeten.
Geleidelijk ontstaan specifiekere symptomen, zoals de symmetrische zwellingen van vinger- en teengewrichten. Soms begint het ziektebeeld ook met een aandoening van maar één gewricht. De gewrichten zijn gezwollen, pijnlijk en stijf, de functie is meer of minder sterk beperkt, afhankelijk van het stadium van de ziekte. De pijn is vooral 's morgens hevig, evenals de stijfheid (ochtendstijfheid). Beide worden minder naarmate de dag vordert. In een later stadium van de ziekte ontstaan vervormingen van gewrichten.
Zoals gezegd zijn de klachten niet beperkt tot de gewrichten. Andere symptomen zijn onder andere:
- huidafwijkingen, zoals zweren en rode verkleuring van de handpalmen;
- bloedarmoede;
- longvliesontsteking;
- ontsteking van de hartspier en/of het hartzakje;
- knobbeltjes (noduli) in onderhuids bindweefsel aan de strekzijde van onderarmen, vingers, maar ook in longen en hart.

Soms komt een combinatie van een hoornvliesontsteking en een abnormaal droog mondslijmvlies voor. Dit komt door een verminderde aanmaak van traan- en speekselvocht.

3.3.2 BEHANDELING VAN REUMATISCHE ARTRITIS

Het aantal medicijnen dat bij reumatoïde artritis gebruikt kan worden is groot en kan ingedeeld worden in twee groepen:

NSAID's

Geneesmiddelen die de symptomen pijn en stijfheid verminderen, maar het beloop van de ziekte niet verminderen. Dit zijn de zogenaamde NSAID's (niet-steroïde anti-inflammatoire medicijnen) zoals ibuprofen, naproxen. Een nadeel van deze groep geneesmiddelen zijn de bijwerkingen op de maag (maagzweer/bloeding); vandaar dat ook vaak nog een medicijn wordt voorgeschreven om de maag te beschermen, bijvoorbeeld omeprazol.

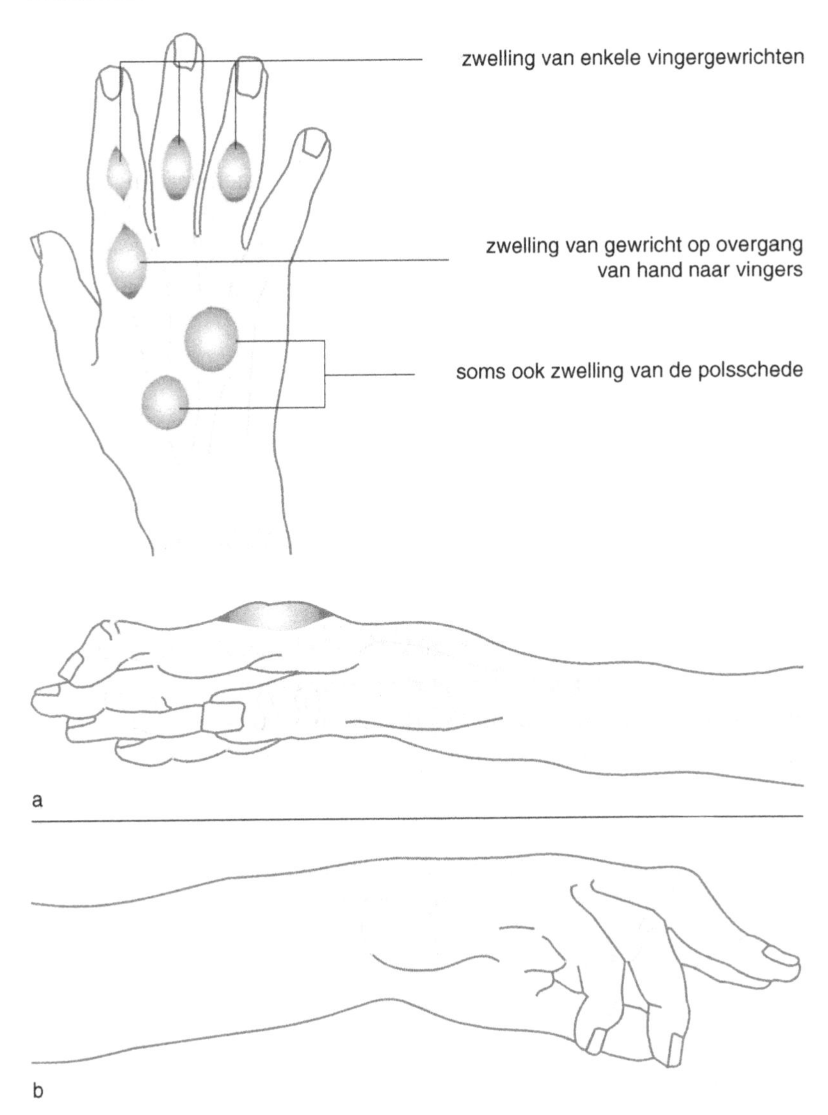

Figuur 3.2 *De handen van een reumapatiënt.*

Om de voortgang van de ziekte te remmen, moeten andere middelen in stelling gebracht worden. Daarbij wordt gebruikgemaakt van de zogenaamde DMARD's (disease-modifying antirheumatic drugs). Sommige middelen (reumaremmers) zijn zelfs in staat het ziekteproces geheel in een rustige fase te brengen. De laatste twintig jaar hebben zich grote veranderingen voorgedaan in de beschikbaarheid en de keuze van de DMARD's. Een voorbeeld hiervan zijn de zogenaamde biologische medicijnen (biologicals); deze hebben invloed op het immuunsysteem en zijn ontstekingsremmend (bijv. infliximab: Remicade) Een bijwerking is een verhoogd risico op infecties.

Corticosteroïden

Door de sterke ontstekingsremmende werking vormen deze middelen een belangrijk onderdeel in de behandeling van reumatische ziekten. Lokaal kunnen ze eventueel ook geïnjecteerd worden (bijv. in het gewricht of ter hoogte van de peesschede). Corticosteroïden hebben een groot nadeel vanwege de vele bijwerkingen:

- osteoporose;
- verhoogde gevoeligheid voor infecties;
- hypertensie;
- diabetes mellitus.

Het optreden van deze bijwerkingen hangt af van de hoogte van de dosering en de totale duur van de behandeling.

Omdat het zelden mogelijk is het ziekteproces volledig te onderdrukken met medicijnen, spelen andere behandelvormen ook een belangrijke rol. Fysiotherapie leidt tot bestrijding van de pijnklachten, en tot functiebehoud van de gewrichten. Met ergotherapie wordt ervoor gezorgd dat de patiënt zo goed mogelijk kan blijven functioneren zonder overbelasting van de gewrichten. Belangrijk is ook dat de patiënt uitleg krijgt over de ziekte en behandeldoelen. Hierdoor zal de patiënt beter gemotiveerd zijn om de adviezen op te volgen, wat de therapietrouw ten goede komt.

Chirurgische behandeling

Vervanging van een aangetast gewricht door een prothese geeft vaak goede resultaten. Bij ernstig aangetaste handen kan een verplaatsing van pezen noodzakelijk zijn.
Wanneer ondanks lokale behandeling met corticosteroïdinjecties sprake is van blijvende (persisterende) ontsteking van het gewrichtsvlies, kan het gewrichtsvlies verwijderd worden. Hiermee wordt geprobeerd verdere aantasting van het gewricht te voorkomen om het plaatsen van een kunstgewricht zolang mogelijk uit te stellen.

Prognose

Het verloop van reumatoïde artritis wordt gekenmerkt door de opeenvolging van perioden van remissies en exacerbaties. De levensverwachting neemt gemiddeld bij vrouwen drie jaar af en bij mannen zeven jaar. Na vijftien tot twintig jaar heeft ongeveer twee derde van de patiënten een zekere mate van invaliditeit ontwikkeld.

3.3.3 ARTROSE

Artrose is de meest voorkomende gewrichtsaandoening. Het grootste gedeelte van de bevolking boven het 65e jaar heeft aanwijzingen voor artrose op de röntgenfoto. Slechts een gedeelte (20%) krijgt klachten. Bij artrose gaat het gewrichtskraakbeen verloren en wordt nieuw bot gevormd onder het oorspronkelijke kraakbeen en aan de gewrichtsranden. De meest aangedane gewrichten zijn:

- kleine handgewrichten;
- duimbasisgewricht;
- heup, knie, grote teen;
- wervelkolom.

Op oudere leeftijd wordt deze stoornis bij vrijwel iedereen aangetroffen. De aandoening is daarom een 'normaal' ouderdomsverschijnsel. Als artrose zich op jongere leeftijd ontwikkelt, is een voorafgaand trauma (bijv. een bloeding of fractuur in het gewricht) vrijwel altijd de oorzaak. Ook erfelijke factoren spelen een rol bij het ontstaan van artrose op middelbare leeftijd. Behalve deze oorzaken kunnen ook overgewicht, extreem gebruik van het gewricht en onregelmatigheden in het gewricht (bijv. ontstekingen) leiden tot ontwikkeling van een artrose.

Symptomen

In het begin klagen patiënten vaak over het feit dat ze als het ware zand in het gewricht hebben. Later ontstaat pijn, vooral startpijn is typisch voor een artrose. Dat wil dus zeggen dat patiënten vooral bij het beginnen van een beweging en tijdens de eerste belasting van het gewricht pijn hebben. Daarna neemt de pijn weer geleidelijk af. Naarmate de beschadiging van het gewricht groter is, nemen deze klachten toe en ontstaat ten slotte ook rustpijn. Wanneer men de hand op het gewricht legt en een beweging uitvoert, kan het gewrichtskraken worden gevoeld. Deze functie raakt geleidelijk steeds meer gestoord. Stijfheid kan aanwezig zijn, vooral na een rustperiode, en losse kraakbeenfragmenten kunnen symptomen van inklemming veroorzaken ('op slot schieten'). De klachten blijven altijd beperkt tot het gewricht. Algemene ziektesymptomen komen niet voor.

3.3.4 BEHANDELING VAN ARTROSE

De behandeling bestaat uit algemene maatregelen zoals het voorkómen van overbelasting, vermageringsadviezen als er overgewicht bestaat en zowel lokale warmtetoediening als vormen van fysiotherapie. Als de dragende gewrichten zijn aangedaan, moeten traplopen, lang staan of lopen zo veel mogelijk worden vermeden.
Voor de pijnbestrijding is behandeling met paracetamol de eerste keus. Als dit onvoldoende effectief is kan een NSAID gegeven worden. In ernstige gevallen kunnen in het gewricht toegediende corticosteroïden kortdurend enige verlichting geven.

Operatieve therapie

Gewrichtsprothesen, in het bijzonder van heup, knie en schouder, hebben een revolutie teweeggebracht bij de behandeling van artrose. Waar vroeger patiënten in een rolstoel terechtkwamen, is het nu mogelijk prothesen te plaatsen en de mobiliteit te herstellen.

3.3.5 OSTEOPOROSE

Osteoporose is een stofwisselingsziekte van het bot, met als gevolg een vermindering van de botmassa. Het bot is poreus geworden. De beenbalkjes worden dunner en het bot ontkalkt. Osteoporose gaat altijd gepaard met lichamelijke klachten. Wanneer er geen lichamelijke klachten zijn, maar er toch een vermindering is van botmassa, spreekt men van osteopenie. Dit is het voorstadium van osteoporose.

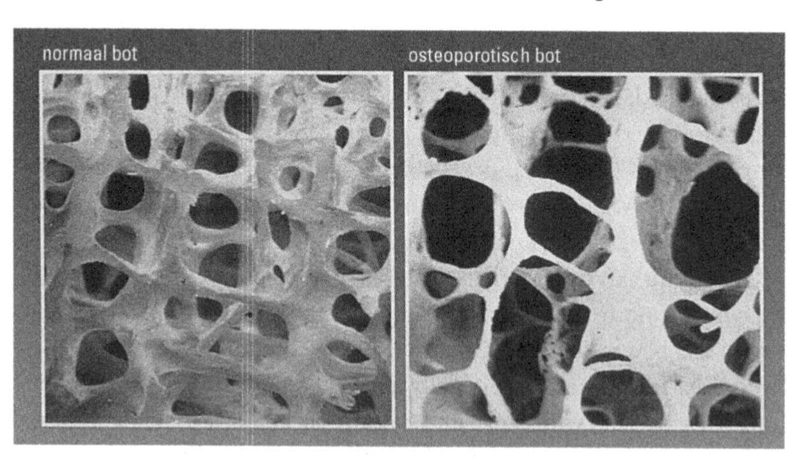

Figuur 3.3 *Normaal en osteoporotisch botweefsel.*

Normaliter vindt aan het botoppervlak continu aanmaak en afbraak van bot plaats. Rond de laatste menstruatie vindt een ontkoppeling van aanmaak en afbraak plaats. De afbraak neem toe, waardoor het

bot minder stevig wordt. Langdurige bedrust (immobilistie) verhoogt de gevoeligheid voor botafbraak. Het gevolg van al deze processen is een verzwakking van de botten, waardoor al bij een gering trauma botbreuken kunnen optreden. Voordat deze breuken zich openbaren, vooral van de pols, de wervels en de heup, is er vaak al gedurende tientallen jaren botverlies geweest.
Osteoporose treedt het duidelijkst op bij vrouwen in de eerste tien jaar na de laatste menstruatie (menopauze); daarna neemt de snelheid van het botverlies weer af. Bij mannen is er ook een toename van de botafbraak, maar in veel mindere mate. Naast de genoemde oorzaken zijn er nog diverse andere factoren die een rol spelen. Bij West-Europese blanke vrouwen komt osteoporose het meest voor, bij zwarte mensen is het zeldzaam. Ook een lage calciuminname, kinderloosheid, tabak- en alcoholgebruik verhogen het risico op osteoporose. Een familiale voorgeschiedenis is een belangrijke risicofactor. Ook medicijnen, onder andere corticosteroïden, verlagen het kalkgehalte van het skelet.

Symptomen

De patiënt wordt kleiner vanwege het 'inzakken' van de wervelkolom. Ook verkrommingen treden op. Pijnklachten zijn vooral aanwezig wanneer een wervel inzakt, meestal als gevolg van een klein trauma of plotselinge krachtsinspanning (de stevigheid van de botten is dan te gering geworden voor de kracht van de spieren). Pijn kan ook meer continu aanwezig zijn of geheel ontbreken. Vanwege de verminderde stevigheid van het skelet kunnen spontane fracturen optreden. Een verkeerde beweging die voor jongere volwassenen niets betekent, kan bij de (hoog)bejaarde patiënt een fractuur tot gevolg hebben. Berucht in dit kader zijn de fracturen van de dijbeenhals die vrij gemakkelijk optreden bij oudere vrouwen.

3.3.6 PREVENTIE EN BEHANDELING VAN OSTEOPOROSE

Het primaire doel van behandeling is de *preventie* van de botbreuken. De patiënt moet gestimuleerd worden om zich regelmatig te bewegen (wandelen), 's avonds een calciumrijke drank te drinken en regelmatig vitamine D in te nemen. Het wordt aangeraden om calcium vooral 's avonds in te nemen omdat 's nachts het calciumgehalte door het normale dag- en nachtritme het laagst is. Extra vitamine D kan in tabletvorm of via de voeding verkregen worden (vooral in de winter) of via het zonlicht (in de zomer uiteraard). Naast dit alles wordt fysiotherapie voorgeschreven in de vorm van strekoefeningen in bed, leren met rechte rug uit bed te komen enzovoort.

Bisfosfonaten zoals alendroninezuur zijn medicijnen die de botafbraak verminderen. Ze moeten op de nuchtere maag, zonder voeding, ingenomen worden. Het is belangrijk de medicijnen zittend of staand met ruim water in te nemen (200 ml), omdat er risico is op slokdarmirritatie. Ook mag tot een half uur daarna niet gegeten of iets anders dan water gedronken worden. Er zijn bisfosfonaten op de markt die eenmaal per week of maar eenmaal per maand ingenomen hoeven te worden.

3.3.7 DE SPECIFIEKE ZORG VOOR DE CLIËNT MET REUMATISCHE AANDOENINGEN

De meeste mensen met reumatische aandoeningen verblijven in de thuissituatie en kunnen zich goed redden, afhankelijk van de fase waarin de aandoening zich bevindt. De aandoening en de bijbehorende beperkingen op het gebied van beweging, energie en pijn verlopen doorgaans in een laag tempo. Mensen passen zich vaak verbazend goed aan bij de omstandigheden die de aandoening met zich meebrengt, al dan niet met hulp van mantelzorg. Vaak komt er echter een moment dat het thuis zonder professionele hulp niet meer lukt. Dat is het moment waarop deze moet worden ingeschakeld.
Deze professionele hulp kan bestaan uit ondersteuning en advies in de thuissituatie, een tijdelijke opname in een ziekenhuis of revalidatie-instelling, of zelfs uiteindelijk een permanente opname in een verpleeghuis.

ADL

Veel mensen met reumatische aandoeningen hebben na verloop van tijd steeds meer moeite met de uitvoering van alledaagse handelingen, zoals de algemene dagelijkse levensverrichtingen (ADL) en de huishoudelijke dagelijkse levensverrichtingen (HDL). Door pijn, stijfheid en vermoeidheid, vooral in de ochtend na het slapen, kosten de gewone handelingen veel meer moeite en lukken soms ook helemaal niet meer. Bij de verzorging is het goed daar rekening mee te houden en de cliënt de tijd te gunnen 'op gang te komen'. Vaak, zeker bij pijnlijke, stijve handen, wil het helpen de cliënt een kom warm water te geven om wat beweging te krijgen in de handen, zodat deze zich daarna wat beter kan redden.
Het is goed om te beseffen dat de klachten van reumatische aandoeningen een wisselend verloop hebben. Van dag tot dag en soms zelfs van uur tot uur zijn de mogelijkheden om zelfzorg uit te voeren verschillend; kan de cliënt zich de ene dag nog wel zelf wassen, de

volgende dag kan dat misschien niet, om vervolgens een dag later weer wel te lukken.
Dit gegeven is zowel voor de cliënt als voor de verzorging niet eenvoudig om mee om te gaan.

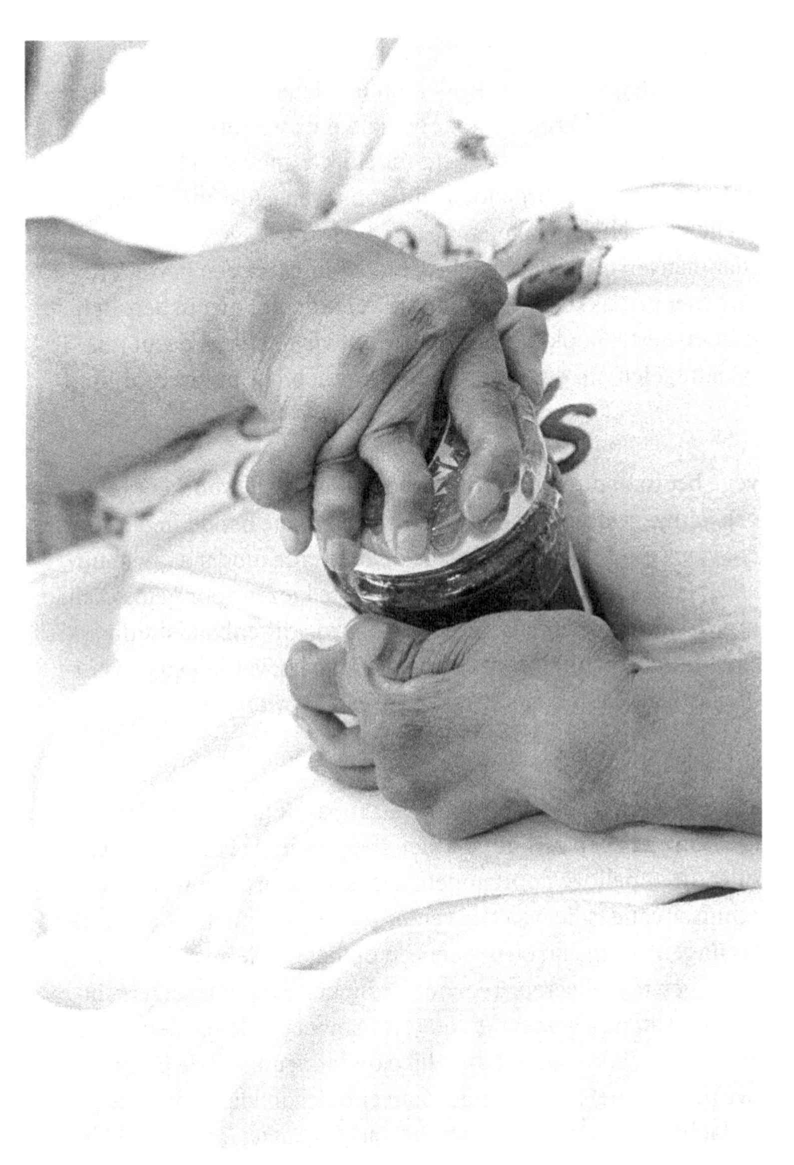

Figuur 3.4 *Zelfs de eenvoudigste handelingen kosten een reumapatiënt soms veel moeite.*

Huidverzorging

Omdat mensen met bepaalde reumatische aandoeningen veel last kunnen hebben van transpireren, vooral in de nacht, is het raadzaam om katoenen ondergoed, nachtgoed en andere kleding te kiezen, omdat de transpiratie dan goed wordt opgenomen en mensen niet nat in bed komen te liggen. Door het transpireren is de huid gevoelig voor het ontwikkelen van smetplekken, dus daar moet bij de verzorging goed op gelet worden.
Door langdurig prednisongebruik kunnen mensen ook een erg gevoelige, kwetsbare huid krijgen, waar gemakkelijk wondjes op ontstaan. Die wondjes genezen vaak weer erg moeilijk. Lange nagels en sieraden aan de handen van verzorgenden zijn nooit wenselijk, maar voor deze groep cliënten al helemaal niet.
Doordat mensen met reumatische aandoeningen in een gevorderd stadium niet gemakkelijk van houding veranderen, niet in bed en niet op de stoel, bestaat ook de kans op het ontwikkelen van decubitus. Tijdige maatregelen om dit te voorkomen horen bij de huidverzorging.

Kleding

Vanwege het transpireren heeft katoenen kleding de voorkeur (zie eerder). Vanwege de vele moeite die de gewoonste handelingen soms kosten, vanwege de pijn en vanwege de frustratie omdat aan- en uitkleden zo lang kan duren, is het raadzaam te kiezen voor gemakkelijke kleding. T-shirts, truien, elastiek in de boord, klittenbandsluitingen, alles met ruime openingen en een beetje rekbaar, verdienen de voorkeur boven kleine knoopjes, strakke ritsen enzovoort.

Aanpassingen

In de meeste zorginstellingen zijn veel aanpassingen al standaard geplaatst. Denk aan een verhoogd toilet, beugels in de badkamer en bij het toilet, drempelloze doorgangen, automatische deuren enzovoort. In de thuissituatie is het vaak de verzorgende die signaleert dat deze aanpassingen nodig zijn en de mensen op het goede spoor zet om die aanpassingen te realiseren. Tegenwoordig kunnen mensen terecht bij het loket van hun gemeente voor een aanvraag voor ondersteuning vanuit de Wmo (Wet maatschappelijke ondersteuning, zie par. 1.4.1). Behalve deze 'grote' aanpassingen kan er ook aan kleine dingen worden gedacht, zoals een 'bij-de-handje' (*helping hand*), aangepast bestek, een tenenwasser en een verlengde schoenlepel.

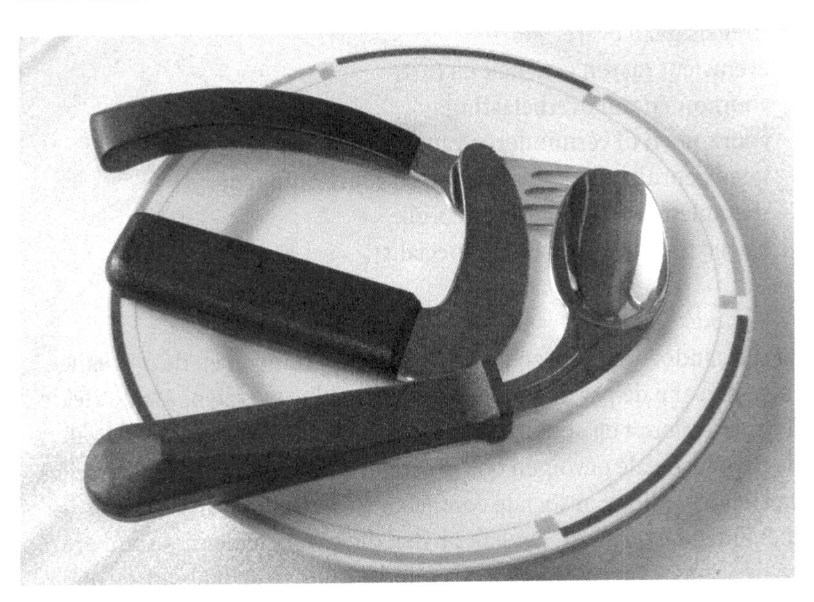

Figuur 3.5 *Hulpmiddelen bij het eten.*

Deze aanpassingen kunnen ervoor zorgen dat de cliënt langer onafhankelijk kan blijven, of ten minste zo weinig mogelijk afhankelijk hoeft te zijn.

Temperatuur

Mensen met reumatische aandoeningen hebben vaak de minste klachten in een tamelijk warme en droge omgeving. Vocht, tocht en kou verergeren de aandoening niet, maar mensen kunnen daarbij wel meer pijn en beperkingen ervaren. Voor veel mensen met deze klachten is dit een reden de verwarming hoog te zetten.
Wanneer een reumatische aandoening in een actieve periode is en bepaalde gewrichten erg pijnlijk zijn, kan plaatselijke toediening van koude of warmte de pijn wat verlichten. Daarbij kan gedacht worden aan een *ice pack*, een kruik of bijvoorbeeld een elektrische deken.

Leefstijladviezen

De leefstijladviezen die worden gegeven zijn niet altijd gemakkelijk vol te houden, zeker als het langer duurt zonder dat het effect lijkt op te leveren. Het is dan een taak van de verzorgende steeds uit te leggen en te motiveren. Een goed geïnformeerde cliënt zal beter begrijpen en inzien waarom het belangrijk is de adviezen op te volgen. Als er een mantelzorger aanwezig is, moet deze net zo goed geïnformeerd worden, om de cliënt in het opvolgen van de leefregels tot steun te kunnen zijn.

Leefregels gaan over:

- evenwicht tussen activiteit en rust;
- voorkomen van overbelasting;
- voorkomen of verminderen van overgewicht;
- goed gebruik van aanpassingen en voorzieningen;
- therapietrouw bij medicijngebruik;
- op tijd ter controle naar de specialist.

Psychosociale gevolgen

Als de aandoening niet zo ernstig is, de beperkingen en de pijn vallen mee, dan zijn de psychosociale gevolgen wel te overzien. Als de ziekte heviger verloopt en somatisch meer gevolgen heeft, dan zullen vaak de psychosociale gevolgen ook ernstiger zijn. Denk daarbij aan verlies van werk, verlies van sociale contacten en activiteiten en daardoor toenemend isolement. Dit kan op den duur weer leiden tot sombere en depressieve gevoelens. Steeds minder kunnen en langdurige pijn doen ook veel met een mens. Bijtijds signaleren van problemen op dit gebied en de nodige hulp inschakelen zijn van belang.
De actieve patiëntenvereniging van het Reumafonds kan hierin een belangrijke rol spelen.

Ondersteuning mantelzorg

Tegen de tijd dat de professionele zorg wordt ingeschakeld, heeft de mantelzorg er vaak al jaren op zitten. Het overbelast raken van de mantelzorg is zelfs vaak een aanleiding om professionele hulp in te schakelen. Dat er behalve zorg en ondersteuning aan de patiënt zelf ook ondersteuning aan de mantelzorg moet worden geboden, mag duidelijk zijn. Ook als er (nog) geen sprake is van overbelasting moet daar oog voor zijn, juist om die overbelasting te voorkomen en ervoor te zorgen dat de mantelzorg het nog lang vol kan houden.

3.4 Neurologische aandoeningen

Casus mevrouw Van Leeuwen

Mevrouw Van Leeuwen is een 54-jarige vrouw met multiple sclerose. Zij heeft jaren onverklaarde vermoeidheidsklachten gehad, waardoor het haar sinds acht jaar niet meer mogelijk is haar beroep van onderwijzeres op een basisschool uit te oefenen. Steeds opnieuw zijn er onderzoeken bij haar gedaan en zes jaar geleden is de diagnose multiple sclerose vast komen te staan. Aan de ene kant is ze daardoor opgelucht: ze heeft echt iets, met een naam, en het is geen aanstellerij. Niet dat ze dat zelf dacht, maar mensen

uit de omgeving lieten weleens doorschemeren dat sommigen moeite hadden haar vage klachten serieus te nemen. Aan de andere kant is het besef dat ze een chronische ziekte heeft die nooit meer weg zal gaan en haar almaar meer beperkingen zal opleggen, ook een schrikbeeld voor de toekomst.
Mevrouw woont alleen in een kleine eengezinswoning met een traplift. Tweemaal per dag komt de thuiszorg om mevrouw te helpen met douchen en opstaan, en met naar bed gaan.
Mevrouw komt de dagen door met lezen, televisiekijken en soms met de scootmobiel even naar buiten. Mevrouw is incontinent van urine en ontlasting en vindt het erg vervelend soms lang te moeten wachten voordat het incontinentiemateriaal kan worden verwisseld door de thuiszorg. De huid ter plaatse begint steeds pijnlijker te worden.

Veelvoorkomende neurologische aandoeningen zijn de ziekte van Parkinson, multiple sclerose, CVA en hersenbloeding.

3.4.1 DE ZIEKTE VAN PARKINSON

De ziekte van Parkinson is na het vijftigste jaar de meest voorkomende ziekte van het centrale zenuwstelsel. Begin van de ziekte voor het dertigste jaar is zeldzaam.
De ziekte is een aandoening waarbij bepaalde zenuwcellen in de hersenen langzaam afsterven (degenereren). Deze cellen bevinden zich vooral in de zwarte kern. Deze kern heeft als taak dopamine, een stof die boodschappen in de hersenen overbrengt (neurotransmitter), te produceren. Dopamine speelt een belangrijke rol in de automatische motoriek en de expressie van de emotie. Pas als 80% van de cellen kapot is, ontstaan verschijnselen van de ziekte van Parkinson. Door een tekort aan dopamine heeft de patiënt moeite met automatische en emotionele motoriek. Met bewuste inspanning kan de patiënt wel allerlei bewegingen maken. Deze 'bewuste' inspanning is een vroeg symptoom van de ziekte van Parkinson.
Bewegingen bij de ziekte van Parkinson gaan vaak beter als ze door een externe prikkel worden uitgelokt, bijvoorbeeld dwarse strepen over de grond (een zebrapad lokt uit tot oversteken), met marsmuziek tijdens het lopen bewegen de armen mee.
De vlakke mimiek en de slechte bewegingsautomatiek kunnen de indruk geven dat de patiënt een vlak gevoelsleven heeft, maar er is sprake van een expressiearmoede. De patiënt heeft wel emotie, alleen het is niet goed aan hem te zien.

Ook in de andere delen van de hersenen kunnen cellen afsterven. Dit kan leiden tot vermindering van de reuk, verschijnselen van het autonome zenuwstelsel en psychiatrische verschijnselen.

Verschijnselen

Het eerste symptoom is meestal het verminderd bewegen van één of beide armen bij het lopen. Dit valt meestal de omgeving het eerst op. Enige tijd later ontstaat een trillen (tremor) aan de hand en ontstaat een traagheid bij snelwisselende bewegingen (schrijven, pianospelen). De tremor is aanwezig in rust en geeft de indruk van geldtellen of pillendraaien. Soms kan de tremor ook te zien zijn aan de tong, de kin of het hoofd. Bij activiteit is de tremor afwezig. Bij spanning, emotie en vermoeidheid neemt de tremor toe. De tremor is in de slaap afwezig. In latere stadia zal de tremor bij actie niet meer verdwijnen, maar niet verergeren bij een gerichte beweging. Naast de tremor zijn stijfheid van de spieren en bewegingsarmoede (hypokinesie) de belangrijkste symptomen.
Bij bewegingsarmoede is er sprake van vermindering van de spontane motoriek. De patiënt merkt dat hij over al zijn bewegingen moet nadenken. De spontane mimiek neemt af (maskergelaat), het handschrift wordt kleiner (micrografie). De spraak wordt zacht en monotoon. Soms ontstaat een hese stem. In ernstige gevallen wordt de patiënt onverstaanbaar. Verslikken komt vaker voor. De patiënt slikt minder vaak (gaat anders automatisch) en heeft daardoor last van speekselvloed.

De patiënt loopt met kleine pasjes. Hij loopt voorovergebogen met wat doorgezakte knieën. Bij het lopen gaat hij steeds sneller lopen en is niet in staat plotseling te stoppen. Bij achteruitlopen of na het opstaan heeft hij de neiging achterover te vallen.
De vaardigheid vermindert, het lukt niet meer om knoopjes dicht te maken. Het hanteren van mes en vork wordt moeilijker. Ook het omdraaien in bed wordt onmogelijk.
De stijfheid van de spieren draagt bij aan de traagheid. Het is aantoonbaar als het tandradfenomeen: bij passief bewegen verloopt de beweging in kleine schokjes.
Door de gebogen houding kan in een vergevorderd stadium een dwangstand (contractuur) aanwezig zijn.

Tijdens stress of een psychotische periode kan de patiënt plotseling tot grote motorische prestaties in staat zijn, bijvoorbeeld heel snel de straat oversteken.

Een vijfde van de patiënten heeft een versterkte talg- en speekselproductie.
Depressie komt bij veertig procent van de patiënten voor en kan aanwezig zijn voor de verschijnselen van de ziekte van Parkinson zich openbaren.
Dementie wordt vaker bij de ziekte van Parkinson gezien en ook kunnen perioden met hallucinaties en nachtelijke verwardheid voorkomen.

3.4.2 BEHANDELING VAN DE ZIEKTE VAN PARKINSON

Het doel van de behandeling van de ziekte van Parkinson met behulp van medicijnen is om te bereiken dat de patiënt optimaal functioneert. Het moment waarop besloten wordt te starten met de behandeling, hangt af van de functiebeperkingen die de patiënt van zijn motorische verschijnselen ondervindt. Ook niet-motorische verschijnselen, zoals depressie en dementie, kunnen een reden zijn.

De standaard symptomatische therapie is *levodopa*, een voorloper van dopamine. Het heeft vooral een gunstig effect op de bewegingsarmoede en spierstijfheid. De tremor kan ook afnemen.
Bij overdosering ontstaan onwillekeurige bewegingen, de zogenaamde dyskinesieën, vooral in het gezicht en de schoudergordel. Ook kunnen psychotische verschijnselen optreden.
Als bijwerking kunnen maagdarmstoornissen en orthostatische hypotensie (plotselinge daling van de bloeddruk bij snel opstaan) en ritmestoornissen ontstaan. Dit komt omdat dopamine ook buiten de hersenen uit levodopa gevormd wordt. De bijwerkingen worden minder door tevens een middel te geven die deze perifere omzetting remt. Tot deze medicijnen behoren levodopa/carbidopa (Sinemet), levodopa/benserazide (Madopar) en levodopa/carbidopa/entacapon (Stalevo).
Na drie tot vijf jaar ontstaat bij ongeveer de helft van de patiënten een verandering in het effect van levodopa. De werkingsduur en het effect nemen af.

Door de vermindering van het dopaminegehalte in de hersenen is het evenwicht verstoord tussen dopamine en een andere stof die in de hersenen de informatie overbrengt: acetylcholine. Acetylcholine is nu verhoogd. Door medicijnen te geven die deze stof verlagen wordt geprobeerd het evenwicht te herstellen. Deze medicijnen hebben een matige invloed op de spierstijfheid en de rusttremor en worden vooral voorgeschreven bij jongere patiënten, omdat ze bij oudere patiënten desoriëntatie en hallucinaties kunnen veroorzaken.

Tot deze medicijnen behoren *biperideen* (Akineton), *dexetimide* (Temblex) en *trihexyfenidyl* (Artane). De bijwerkingen zijn onder andere droge mond, obstipatie, urineretentie en wazig zien.

3.4.3 MULTIPLE SCLEROSE

De zenuwbanen in de hersenen en het ruggenmerg worden door een witte, isolerende stof omgeven: de myelineschede. Bij multiple sclerose ontstaan op verschillende plaatsen chronische ontstekingen van de myelineschede, waardoor deze omhullende laag geleidelijk verdwijnt en er littekens ontstaan (sclerotische plaques) in de witte stof van het centraal zenuwstelsel.
Door beschadiging van de myelineschede worden de zenuwbanen geheel of gedeeltelijk verbroken, waardoor uitvalsverschijnselen ontstaan. De symptomen hangen samen met het gebied in het centraal zenuwstelsel dat is aangedaan.
Multiple sclerose is de meest voorkomende aandoening van het centraal zenuwstelsel bij jongvolwassenen. De aandoening begint gewoonlijk tussen de leeftijd van twintig en veertig jaar. Bij tachtig procent van de patiënten heeft de aandoening een karakteristiek verloop, met een rustige periode gevolgd door een acute verergering.
Een derde van de patiënten blijft dit ziekteverloop behouden, maar bij twee derde van de patiënten gaan de klachten na verloop van tijd in ernst toenemen.
De oorzaak van de ziekte is nog niet duidelijk. Het is een ziekte waarbij de patiënt antistoffen maakt tegen zijn eigen myelineschede (auto-immuunziekte), maar ook erfelijke en omgevingsfactoren (virussen) spelen een rol. De ziekte komt vaker bij vrouwen voor.

Verschijnselen

De frequentste beginklachten zijn gevoelsstoornissen zoals tintelingen en dove gevoelens, die meestal beginnen in een deel van een arm (bijv. de hand) of been en zich uitbreiden in een periode van drie tot vier dagen. Door de gevoelloosheid in de handen kan de patiënt voorwerpen niet meer op de tast herkennen. Bij een stoornis in de benen klaagt de patiënt over onzekerheid bij het lopen (vooral in het donker en op oneffen terrein).
Een veelvoorkomende klacht is een bandgevoel rondom arm of been. Het lijkt of de ledemaat wordt afgesnoerd.
Het bedienen van autopedalen of het hanteren van bijvoorbeeld een pen geeft problemen.

Zijn de banen in het ruggenmerg aangedaan, dan ontstaat bij vooroverbuigen van het hoofd een kortdurende elektrische prikkeling die langs de rug en de ledematen uitstraalt.
Andere beginsymptomen zijn:

- In uren tot enkele dagen optredende toenemende daling van de gezichtsscherpte aan één oog. Het oog is pijnlijk, vooral bij bewegen en druk van buitenaf. De prognose is meestal goed. Na enkele weken treedt een geleidelijke verbetering op.
- Motorische stoornissen (vooral krachtsverlies). Ook ontstaat er spasticiteit, variërend van een licht onvermogen de ledematen te ontspannen tot volledige stijfheid en immobiliteit.
- Verschijnselen zoals dubbelzien en duizeligheid. Het dubbelzien treedt gewoonlijk op tijdens een periode van acute verergering, waarna binnen enkele weken herstel optreedt. Vermoeidheid, stress en hoge temperatuur kunnen dubbelzien uitlokken.

Andere verschijnselen die vaak in het chronische stadium kunnen voorkomen zijn:

- Onzekere gang, gebrekkige coördinatie van vooral één arm. De coordinatiestoornissen worden door de patiënt vaak beleefd als stuurloosheid. Een uitspraakstoornis (dysartrie) kan voorkomen. Karakteristiek is de gescandeerde spraak, waardoor de patiënt moeilijk verstaanbaar wordt.
- Pijn is een vrij veelvoorkomend probleem. Het wordt vooral op oudere leeftijd gezien. Soms is er een uitstralende pijn in de rug; ook aangezichtspijn kan voorkomen. Door de spasticiteit kan ook pijn ontstaan in spieren en pezen.
- Vermoeidheid is een zeer frequente klacht. Van de oorzaak is weinig bekend. Sommige patiënten zijn altijd moe, maar de meeste klagen over overdreven moeheid bij de minste inspanning. Inspanningsgebonden moeheid treedt vaak op na enkele minuten na het begin van de activiteit. De moeheid is het ergst in de middag en avond.
- Ongeveer negentig procent van de patiënten heeft blaasfunctiestoornissen. Het ophouden van de urine gaat moeilijk. Klachten zijn aandrangincontinentie (urge-incontinentie) met vaak kleine beetjes plassen en 's nacht plassen. Bij gelijktijdige samentrekking van de blaas- en sluitspier is de blaas niet in staat zich te legen. De klachten zijn dan: moeite met het starten van het plassen, slappe straal of onderbroken straal, nadruppelen en urineretentie, eventueel met overloopincontinentie. Bij ongeveer vijfentwintig procent van de patiënten ontstaan ook klachten van de stoelgang. Meestal obstipatie

met winderigheid, een opgeblazen gevoel en opgezette buik, soms ook incontinentie.

Stemmingsstoornissen

Veel patiënten maken een periode door van prikkelbaarheid, concentratiestoornissen, slaapstoornissen, angstgevoelens, stemmingsstoornissen of lusteloosheid. Depressies zijn gewoonlijk mild. Het is niet zeker of de depressie een reactie is op de ziekte of een gevolg van de hersenaandoening.

Cognitieve stoornissen

In het chronische stadium kunnen cognitieve stoornissen ontstaan door een traagheid in de informatieverwerking. Het gaat vooral om stoornissen van het kortetermijngeheugen, de aandacht en de snelheid waarmee informatie kan worden verwerkt. Ernstige dementie is zeldzaam.

3.4.4 BEHANDELING VAN MULTIPLE SCLEROSE

De verschijnselen van multiple sclerose kunnen van dag tot dag wisselen. De algemene conditie, de omgevingstemperatuur (bij hogere temperatuur meer klachten), stress, moeheid en inspanning spelen daarbij een rol.

Preventieve maatregelen zijn belangrijk in de vorm van gedoseerde rust en inspanning. Vaak wordt een acute verergering voorafgegaan door luchtweg- of urineweginfecties. Wanneer er sprake is van een bacteriële infectie, is een antibiotische behandeling noodzakelijk. Influenzavaccinatie wordt ieder jaar aangeraden, tijdens een acute verergering wordt het afgeraden.

Bij een acute verergering worden corticosteroïden per infuus toegediend. Dit doet een patiënt sneller herstellen, maar er is geen invloed op de progressie van de ziekte.

Er zijn ook behandelingsmogelijkheden die erop gericht zijn het ziekteproces af te remmen. De schade aan de zenuwbanen wordt hierdoor niet minder. Voorbeelden van medicijnen waardoor de frequentie van de acute verergeringen afneemt zijn: interferon-beta, glatirameeracetaat en natalizumab.

Andere verschijnselen worden symptomatisch behandeld. De spasticiteit is soms gunstig te beïnvloeden door spierontspanners zoals baclofen.

De aandrangsincontinentie kan behandeld worden met oxybutynine (Dridase). Patiënten met een onvolledige blaaslediging wordt (zelf) katheterisatie aangeraden. Eventueel op den duur een suprapubische of verblijfskatheter.

3.4.5 CVA

Een CVA (cerebrovasculair accident) is een acute verstoring van de circulatie van de hersenen, gepaard gaande met neurologische uitvalverschijnselen. Men spreekt van een beroerte of attaque (Engels: *stroke*). De circulatiestoornis wordt veroorzaakt door een bloeding (20%) of kan onbloedig (80%) verlopen. Wanneer hierdoor versterf van hersenweefsel optreedt, spreekt men van een herseninfarct. Wat voor verschijnselen optreden is afhankelijk van de plaats waar het infarct of de bloeding is opgetreden. Is er zuurstoftekort in het gebied van de hersenen dat verantwoordelijk is voor de motoriek, dan ontstaat krachtsverlies of zelfs een verlamming; is het de sensibele hersenschors, dan ontstaan gevoelsstoornissen enzovoort. Wanneer er een infarct of een bloeding in de linker hersenhelft is opgetreden, ontstaan uitvalsverschijnselen aan de rechterkant van het lichaam.

Een CVA is een belangrijke doodsoorzaak; ook raken veel mensen invalide na een CVA.
De volgende factoren geven een verhoogde kans op het krijgen van een CVA:
- hypertensie;
- hartafwijkingen (hartinfarct, boezemfibrilleren);
- slagaderverkalking (atherosclerose);
- diabetes mellitus;
- gestoorde vetstofwisseling;
- roken;
- gebruik van antistollingsmedicijnen (anticoagulantia).

Een onbloedig CVA ontstaat door een afsluiting van een slagader in de hersenen. Hierdoor ontstaat een tekort aan zuurstof en glucose in het achterliggend hersenweefsel en zal het afsterven als de zuurstofonderbreking langer dan ongeveer drie minuten duurt. Het gebied eromheen zal aanvankelijk te weinig bloed krijgen om te functioneren, maar genoeg om te overleven. Dit is een typisch kenmerk van een onbloedig CVA; acuut ontstaan met grotere uitval dan die later overblijft.
Bij een *transient ischaemic attack* (TIA) is er sprake van een tijdelijke uitval van een hersenfunctie door tijdelijk, kortdurend zuurstoftekort; de verschijnselen zijn binnen 24 uur over.
De verschijnselen kunnen onder andere zijn: een tijdelijke uitval van het gezichtsveld, het zicht aan één oog is plotseling wazig, een scheef

gezicht, problemen met het spreken, tijdelijke spierzwakte van een van de ledematen, praten met een dubbele tong. Bij een van deze klachten kan sprake zijn van een TIA. Patiënten met een TIA hebben tienmaal meer kans op het krijgen van een herseninfarct.
Bij een herseninfarct raakt een slagader verstopt door een stolsel. De verschijnselen die optreden kunnen hetzelfde zijn als bij een TIA, alleen gaan ze niet over. Wel kunnen ze na verloop van tijd minder worden. Soms heeft de patiënt bij het begin van de aanval een vreselijke hoofdpijn. Ook kunnen epileptische aanvallen aanwezig zijn of afasie. Dit laatste is een taalstoornis, waarbij de patiënt niet meer kan praten, terwijl hij wel weet wat hij wil zeggen (motorische afasie). Ook is het mogelijk dat hij de woorden niet meer begrijpt (sensorische afasie).

Er is een test (FAST-test) om een CVA snel bij iemand te herkennen:
- *Face* (gezicht); de patiënt heeft een scheef gezicht of de mondhoek hangt naar beneden. Bij lachen of de tanden laten zien is dit nog duidelijker zichtbaar.
- *Arm*; de patiënt kan niet (met de ogen dicht) beide armen gestrekt voor zich houden met de handpalmen naar boven. Een arm zakt naar beneden.
- *Speech* (spraak); de patiënt kan niet meer uit zijn woorden komen of er is een verandering van het spreken opgetreden.
- *Time* (tijd); probeer erachter te komen hoelang de verschijnselen aanwezig zijn. Dit is van belang voor de behandeling.

Als een van bovenstaande verschijnselen aanwezig is, kan dit duiden op een CVA. Hoe eerder een CVA behandeld wordt, hoe groter de kans op herstel. Bel 112 of een arts.

3.4.6 BEHANDELING VAN EEN CVA

De patiënt moet met spoed opgenomen worden (liefst binnen drie uur) en wel op een 'stroke-unit' (een gespecialiseerde neurologieafdeling) in het ziekenhuis.
De interne toestand moet zo goed mogelijk gemaakt worden omdat dit de prognose kan verbeteren. Als de patiënt binnen drie uur in het ziekenhuis is, kan geprobeerd worden het stolsel in de slagader op te lossen met medicijnen (trombolyse). Men moet natuurlijk dan eerst zeker weten dat er sprake is van een infarct en dat er geen bloeding aanwezig is. Dit onderzoekt men door middel van een CT-scan.
Het voorkomen van complicaties zoals longontsteking, blaasinfecties, contracturen, decubitus en een trombosebeen is van groot belang.

Ook wordt geprobeerd te voorkomen dat een nieuw infarct ontstaat. Hiertoe krijgt de patiënt acetylsalicylzuur in een dosering van ten minste 30 mg/dag (Ascal Neuro). Dit vermindert de kans op een nieuw CVA met 13%.
De patiënt moet zo snel mogelijk beginnen met reactiveren, dat wil zeggen liefst de volgende dag proberen de patiënt even uit bed op een stoel te zetten. Een goede houding van de verlamde ledematen en passief bewegen om contracturen te voorkomen is belangrijk.
Fysiotherapie en logopedie worden direct ingeschakeld.

3.4.7 HERSENBLOEDING

Een hersenbloeding ontstaat doordat een bloedvat in of rond de hersenen knapt. Hierdoor krijgen de hersencellen geen glucose en zuurstof meer en sterven af. De verschijnselen zijn weer afhankelijk van de plaats van de bloeding.

3.4.8 SPECIFIEKE ZORG VOOR CLIËNTEN MET EEN NEUROLOGISCHE AANDOENING

Patiënten met een neurologische aandoening kan de verzorgende tegenkomen in de thuissituatie, in het verpleeghuis op verschillende afdelingen en in het ziekenhuis.
Wanneer de neurologische cliënt wordt opgenomen in het ziekenhuis, is er meestal sprake van een acute fase of een plotselinge verergering van de ziekte. Er worden dan diverse onderzoeken gedaan om een diagnose te kunnen stellen en om de juiste medicatie en behandeling af te kunnen spreken. Als dit is gebeurd, kan de cliënt uit het ziekenhuis worden ontslagen en zal het vervolg poliklinisch plaatsvinden.
In het verpleeghuis kan de verzorgende op twee manieren de neurologische cliënt tegenkomen: voor een tijdelijke opname voor revalidatie of voor permanent verblijf. Revalidatie moet zo snel mogelijk na de acute fase en is met name voor mensen die een CVA hebben doorgemaakt (liefst binnen negen dagen) erg belangrijk, omdat dan de beste resultaten te behalen zijn. Vanwege de aandachtspunten en verschillen wordt de specifieke zorg voor cliënten na het doormaken van een CVA apart beschreven in paragraaf 3.4.2.1.
Permanente opname in een verpleeghuis zien we wanneer thuiszorg niet (meer) mogelijk is.
Mensen met multiple sclerose of de ziekte van Parkinson zijn vaak al heel lang thuis ziek geweest en hebben het kunnen redden met hulp van mantelzorg en thuiszorg. Als de ziekte langzamerhand zo verergerd is en de mantelzorg neemt af, dan is verzorging thuis vaak niet langer mogelijk.

Tegenwoordig zien we dat steeds meer semipermanente opvangmogelijkheden beschikbaar komen. Denk hierbij aan weekendopvang, nachtopvang of opvang gedurende de vakantie van de mantelzorg. Hierdoor kan permanente opname vaak nog wat worden uitgesteld.
De meeste mensen met een chronische neurologische aandoening verblijven gewoon in hun eigen huis. De meeste zelfs zonder professionele hulpverleners (thuiszorg), maar vaak wel met de nodige aanpassingen en voorzieningen, zoals een rolstoel, aangepaste douche, traplift enzovoort.
Professionele hulpverleners worden vaak pas ingeschakeld als de mantelzorg het niet meer alleen redt. Dat betekent vaak een hele stap. De meeste vraag gaat uit naar ondersteuning in de dagelijkse huishoudelijke bezigheden. Later pas komt ook de vraag naar hulp bij verzorging en verpleging. Vaak komt dat ook doordat mensen niet zo goed weten wat er mogelijk is aan ondersteuning. Wanneer er dan eenmaal een professionele hulpverlener over de vloer komt voor de huishouding, die wat vertelt over wat er nog meer mogelijk is, krijgt men daar vaak pas beter zicht op.

ADL

Cliënten met neurologische aandoeningen hebben vaak te maken met toenemende beperkingen. Op een bepaald moment moet worden erkend dat het zelfstandig uitvoeren van de ADL niet meer lukt. Dat is vaak het moment waarop de verzorgende kennismaakt met de cliënt. Het is niet altijd nodig de ADL helemaal over te nemen. Integendeel: het is in het belang van de cliënt om datgene wat hij nog zelf kan, zolang mogelijk te doen. Indien nodig met behulp van wat hulpmiddelen en handigheidjes. Denk daarbij aan een douchestoel, een elektrische tandenborstel, een 'helping-hand' en dergelijke. Dit zolang mogelijk behouden van stukjes zelfstandigheid heeft twee voordelen: ten eerste blijft de cliënt daardoor in beweging en ten tweede geeft het een gevoel van zelfstandigheid en eigenwaarde.
Dit levert niet altijd de snelste manier van werken op. Daardoor bestaat bij zowel de cliënt als de verzorgende de verleiding om het dan toch maar even voor hem te (laten) doen. Het is aan de deskundigheid van de verzorgende om te kiezen voor kwaliteit van zorg en niet voor de snelste manier. In het zorgplan is dit terug te vinden als 'stimuleren van de zelfzorg' of 'bevorderen van de zelfredzaamheid'.
Aan de andere kant moet rekening worden gehouden met het feit dat de cliënt betere en slechtere dagen heeft. Wat de ene dag haalbaar is, lukt de andere dag echt niet. En: wat de ene week nog kon, kan door

achteruitgang misschien een week later echt niet meer en komt ook niet meer terug.
De verzorgende moet dus steeds in overleg met de cliënt bepalen wat aan ADL moet worden overgenomen, zonder zich voor 'diens karretje te laten spannen', maar ook zonder het onmogelijke van de cliënt te vragen. Een goede samenwerking tussen verzorgende en cliënt is voor beiden prettig. De cliënt stelt het vaak zeer op prijs als hij dezelfde verzorgende aan zijn bed krijgt.

Huidverzorging
Cliënten met de ziekte van Parkinson hebben vaak last van overmatig transpireren en een huid die veel talg afscheidt. Daardoor zien huid en haar er snel 'vet' uit. Het gebruik van deodorant en regelmatig het haar wassen met geschikte shampoo zijn daarom aandachtspunten.
Wanneer de mobiliteit afneemt, wordt aandacht voor drukplaatsen op de huid extra belangrijk. Dit geldt voor alle cliënten, maar vooral mensen met een gevorderd stadium van multiple sclerose kunnen zelf vaak bijna niet meer van houding wisselen en voelen ook niet goed wanneer ze bijvoorbeeld op een plooi, kruimels of een vochtige ondergrond liggen.

Mondverzorging
Wanneer kauwen en slikken moeizaam gaan, het bewustzijn gestoord is geraakt en het gevoel ook in de mond niet meer goed is, blijven soms voedselresten in de mond achter. Als de cliënt bovendien het besef niet heeft dat de mond verzorgd moet worden, of soms zelfs weigert om mee te werken, is mondverzorging een lastig maar heel belangrijk aandachtspunt voor de verzorgende.

Therapietrouw
Het trouw innemen van de juiste medicatie is vaak niet het probleem, maar het volhouden van voorschriften van andere therapeuten soms wel. Als het gaat om bijvoorbeeld fysiotherapie, logopedie en ergotherapie, die voorschrijven om te oefenen, ook in het dagelijks leven, valt het soms niet mee dit vol te houden. Resultaten op korte termijn zijn vaak niet te verwachten en soms is de therapie gericht op voorkomen of uitstellen van verdere beperkingen. Dit zal heel goed uitgelegd moeten worden, vaak ook bij herhaling. De verzorgende kan hierin een belangrijke motiverende rol spelen.

Voedingsadviezen

Door een verstoorde motoriek is het mogelijk dat de cliënt problemen heeft met eten en drinken en daarbij geholpen moet worden. Het is belangrijk te zorgen voor een evenwichtig samengestelde voeding, waardoor de cliënt wel voldoende van alle noodzakelijke voedingsstoffen binnenkrijgt, geen honger heeft en ook geen overgewicht krijgt.
Er kunnen ook slikproblemen optreden, waardoor gevaar voor verslikpneumonie ontstaat. Het kan dan nodig zijn een verdikkingsmiddel toe te voegen aan dranken. Dit gebeurt altijd na overleg met een diëtiste.
Wanneer het niet mogelijk is voldoende voedingsstoffen binnen te krijgen via gewone voeding, worden ook wel voedingssuplementen voorgeschreven, bijvoorbeeld Nutridrink.
Het plezier in eten en drinken wordt vaak belemmerd door het 'geknoei' dat ermee gepaard gaat. Het is begrijpelijk dat de cliënt er dan geen zin meer in heeft en zich er ook voor schaamt. Dat is zeker iets om rekening mee te houden in de zorgverlening aan de cliënt met een neurologische aandoening.
Mensen met de ziekte van Parkinson hebben vaak last van overmatige speekselproductie (kwijlen).

Uitscheiding

Incontinentie van urine is een probleem dat nogal eens optreedt bij CVA, de ziekte van Parkinson en multiple sclerose ten gevolge van een neurologische stoornis. Ook is het mogelijk dat incontinentie optreedt omdat de cliënt niet snel genoeg het toilet kan bereiken. Het kan ook zijn dat het niet lukt om de kleding los te maken, waardoor hij afhankelijk is van hulp en daar soms te lang op moet wachten. Dat is eigenlijk geen echte incontinentie, want de cliënt voelt wel dat hij moet en wil ook naar het toilet gaan, maar het lukt niet op tijd.
Sommige cliënten hebben last van obstipatie door een verstoorde darmactiviteit in combinatie met weinig lichaamsbeweging en vezelarme voeding.
Voor de verzorgende betekent dit dat zij als het nodig is geschikt incontinentiemateriaal moet gebruiken of adviseren. Ook kan zij het belang van vezelrijke voeding aangeven, evenals voldoende drinken en als het mogelijk is te bewegen. Gemakkelijk zittende kleding kan de afhankelijkheid wat minder maken.
Goede huidverzorging is bij incontinentie zeer belangrijk om decubitus te voorkomen.

Activiteiten en bewegen

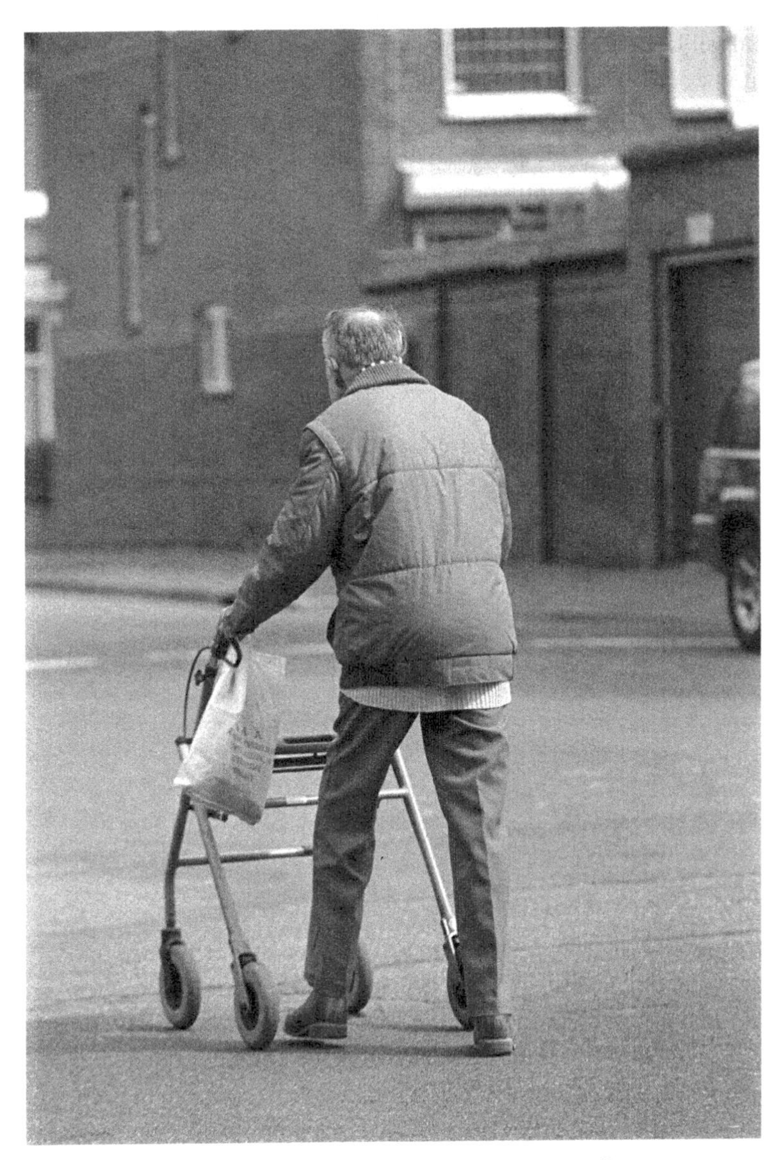

Figuur 3.6 *Parkinsonpatiënt loopt met behulp van een rollator.*

Parkinsonpatiënten hebben een bewegingspatroon dat typerend is voor de ziekte.
Patiënten met multiple sclerose hebben te maken met krachtsverlies en gevoelsstoornissen. De CVA-patiënt heeft, afhankelijk van de plaats van de trombose of de bloeding, problemen die leiden tot verlamming,

klapvoet en krachtsvermindering. Alle cliënten in deze categorie behoren dus tot de risicogroep als het gaat om valgevaar.
De mogelijkheden tot activiteit en bewegen zijn afhankelijk van het stadium waarin de ziekte zich bevindt. De fysiotherapeut en ergotherapeut hebben hierin een belangrijk rol, maar de verzorgende en de mantelzorg net zo goed, omdat zij met elkaar de afspraken en het beleid van de fysio- en ergotherapeut moeten ondersteunen om het beste resultaat te kunnen behalen.

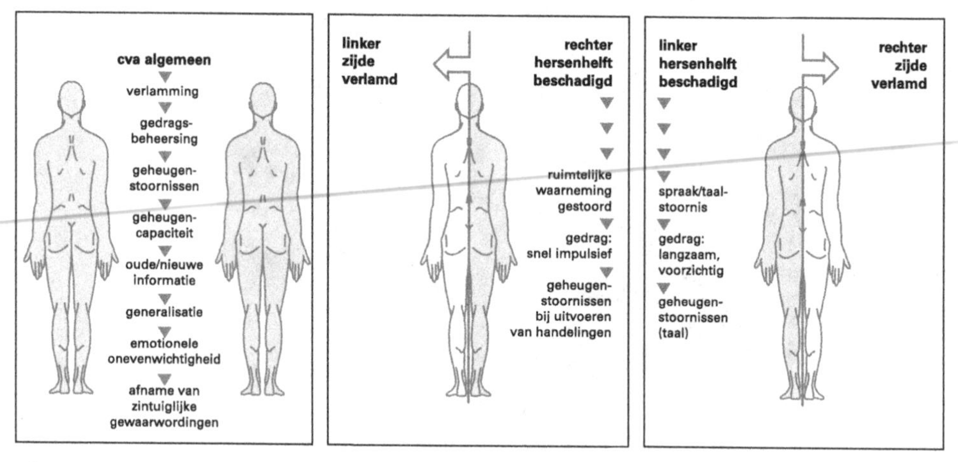

Figuur 3.7 *Problemen in het activiteitenpatroon.*

Bron: Beroerte, waarom doen zij zo? Nederlandse Hartstichting, 1983.

Psychosociale zorg

De enorme verandering in het leven van cliënten met een neurologische aandoening kan niet zonder gevolgen blijven voor het psychosociale welbevinden. Bij mensen met een aandoening als Parkinson of multiple sclerose gaat dit heel geleidelijk, waardoor vaak lange tijd nog wel een manier gevonden wordt om met de situatie om te gaan. Bij een CVA gebeurt dit plotseling, waarbij dan ook nog vaak cognitieve stoornissen een rol spelen. Daarom is behalve de cliënt zelf de naaste omgeving ook 'slachtoffer' van de aandoening. Wanneer de revalidatie is afgesloten en de cliënt terugkomt in de thuissituatie, lijkt het soms of er een heel ander persoon is teruggekomen. Dat is zowel voor de cliënt als voor de mantelzorg een hele opgave.
Ondersteuning op het gebied van psychosociaal functioneren en welbevinden kan heel welkom zijn. Ook lotgenotencontact kan als steun worden ervaren.

Mantelzorgondersteuning
Vanwege de grote impact van een neurologische aandoening wordt op de mantelzorg een groot beroep gedaan. Wil de cliënt in de thuissituatie kunnen blijven wonen, dan is het erg belangrijk dat de mantelzorg het volhoudt. Ondersteuning van de mantelzorg is daarom een aandachtspunt voor de verzorgende, zeker wanneer de cliënt in de thuissituatie verblijft. Begeleiding van de mantelzorg is ook bij opname in een zorginstelling van belang, omdat goed begrip veel kan schelen in de verwerking, ondersteuning, motivatie en begeleiding van de cliënt. Met andere woorden; goede mantelzorg is medebepalend voor de kwaliteit van zorg die geleverd kan worden.

3.4.9 DE SPECIFIEKE ZORG VOOR DE CLIËNT DIE EEN CVA HEEFT DOORGEMAAKT

NDT (neuro-developmental treatment)
Deze benaderingswijze van cliënten, direct na de acute fase van een CVA, kent voor- en tegenstanders. Sinds het eind van de jaren tachtig wordt het echter veel toegepast. Het gaat uit van het normale bewegen van een mens. Het doel is om de cliënt zo goed mogelijk te laten functioneren en daarbij zo veel mogelijk de verlamde lichaamshelft in te schakelen. Men gaat er daarbij van uit dat, ondanks de hersenbeschadiging, handelingen die vroeger werden gedaan weer aangeleerd kunnen worden. Voor het succes van deze methode is het wel per se nodig dat er de hele dag volgens deze methode wordt gewerkt. Dat geldt dan voor iedereen die betrokken is bij de cliënt: verzorging en verpleging, andere disciplines, familie enzovoort.
Daarbij gelden een aantal uitgangspunten:
- let op een symmetrische lichaamshouding (dus niet scheef zitten, liggen of staan);
- de verlamde kant zo veel mogelijk inschakelen;
- de cliënt zo veel mogelijk benaderen vanaf de verlamde kant.

Deze benaderingswijze geldt voor alles wat er moet gebeuren in de verzorging van de cliënt, dus zorg voor de ADL, eten en drinken, mobiliteit, communicatie enzovoort.

ADL bij een cliënt met een CVA
De cliënt die een CVA heeft doorgemaakt, wordt van de ene op de andere dag geconfronteerd met grote beperkingen en afhankelijkheid. Zeker de eerste dagen dringt dit besef maar langzaam door, vaak mede door een veranderd bewustzijn. In deze eerste dagen is de cliënt zo

ziek dat de hygiënische verzorging meestal helemaal wordt overgenomen. Binnen een paar dagen moet echter met de revalidatie worden begonnen. Als er gewerkt wordt volgens de NDT-benadering, moet dat ook in die eerste dagen al consequent worden doorgevoerd.
Uitgewerkt als zorgprobleem bij een cliënt die een CVA in de linker hersenhelft heeft doorgemaakt, waardoor sprake is van een halfzijdige verlamming rechts, ziet dat er als volgt uit:

Zorgprobleem

De cliënt is niet in staat zich zelfstandig te wassen en aan te kleden.

Oorzaak

Een halfzijdige verlamming rechts.

Doelstelling

De cliënt is in staat zich zelfstandig te wassen en aan te kleden.

Interventies

Bovenlichaam:
- gezicht, borst, rechterarm door de cliënt zelfstandig laten wassen;
- linkerarm laten wassen door een washandje op de rand van de wasbak te leggen;
- het wassen van de rug alleen overnemen op plaatsen waar de cliënt zelf niet bij kan.

Onderlichaam:
- stuit wordt gewassen door de verzorging;
- benen en voeten door de cliënt zelf laten wassen door middel van het te wassen been over het andere te 'kruisen'.

Kleden van boven:
- T-shirt voor de cliënt neerleggen, rechterarm goed omhoog laten brengen om T-shirt over het hoofd aan te trekken;
- hulp bieden bij het over het hoofd trekken van het T-shirt en rechttrekken.

Kleden van onderen:
- (onder)broek laten aantrekken door middel van 'kruisen';
- aantrekken van sokken en schoenen wordt door de verzorging overgenomen;
- de kleding in volgorde op een krukje naast de cliënt klaarleggen.

Voor een cliënt met een halfzijdige verlamming links kan het bovenstaande worden omgedraaid.

Goede houding in bed

Zowel in de thuissituatie als in de zorginstelling blijft het bij een halfzijdige verlamming belangrijk om de cliënt een goede houding in bed te geven. Voor de cliënt zelf is dit bijna niet te doen vanwege allerlei kussens, dus daarom moet de mantelzorg ook goed geïnformeerd zijn over deze houdingen in bed en het belang ervan. Enerzijds is liggen op deze manieren voor een cliënt met een halfzijdige verlamming comfortabel, waardoor hij goed tot rust kan komen. Anderzijds voorkomt het beklemming van een verlamd lichaamsdeel, waardoor circulatiestoornissen en decubitus kunnen worden voorkomen.

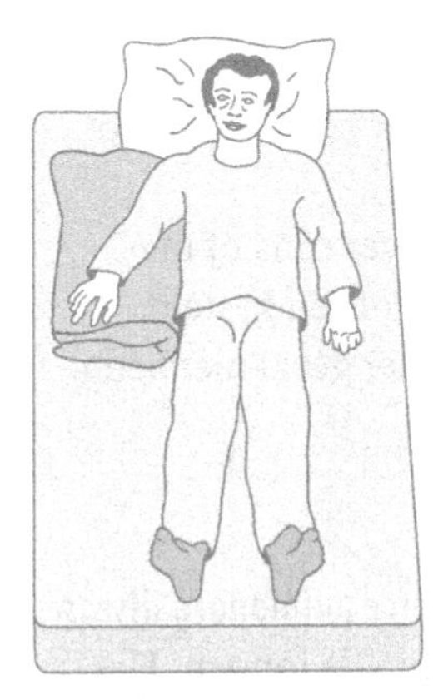

rugligging

* hoofd gericht naar de aangedane zijde
* arm en schouder van de aangedane zijde met gestrekte elleboog, geopende hand en gestrekte vingers op een kussen
* de romp in rechte lijn
* punt van het kussen onder aangedane heup

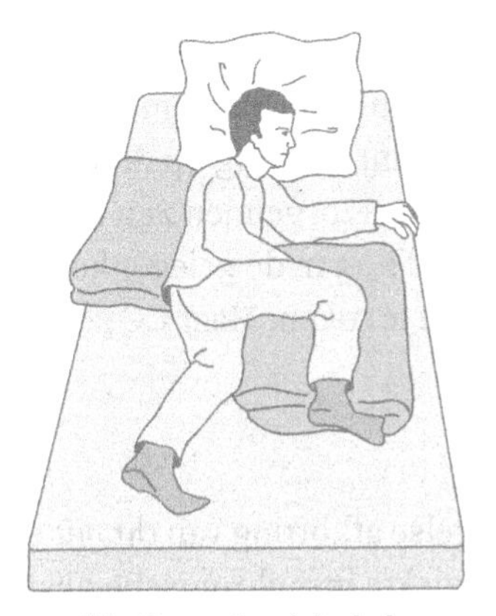

zijligging op hemiplegische kant

* hoofd op een dik kussen waardoor verlenging van hoofd en schouder
* romp in rechte lijn
* de aangedane schouder naar voren
* de elleboog gestrekt, de palm van de hand naar voren
* het aangedane been in het heupgewricht gestrekt en in het kniegewricht licht gebogen
* het gezonde been op een kussen vóór het aangedane been

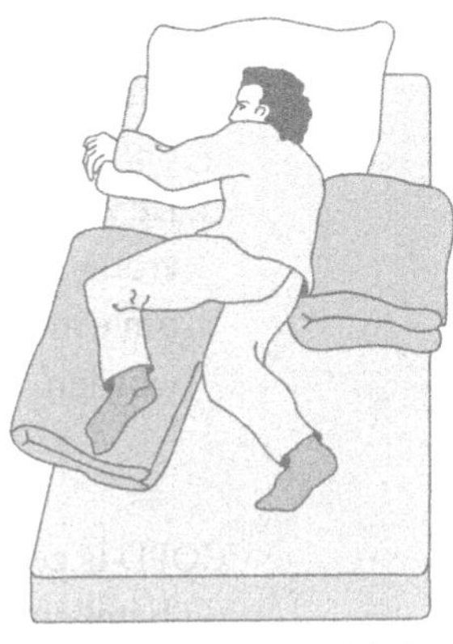

zijligging op niet-hemiplegische kant

* hoofd op een dik kussen waardoor verlenging van hoofd en schouder
* romp in rechte lijn
* arm vanuit het schouderblad naar voren
* open hand, gestrekte vingers
* bovenste been op een dik kussen, in het heup en kniegewricht gebogen

Figuur 3.8 *Een goede houding in bed.*

Bron: A.T. Lettinga. De behandeling van de volwassen hemiplegiepatiënt volgens het NDT-concept.

3.5 COPD

Casus mevrouw Schilder

Mevrouw Schilder is een vrouw van 64 jaar. Zij heeft in haar leven heel wat sigaretten gerookt en mag er nog steeds graag een opsteken. Haar conditie maakt het echter bijna onmogelijk en haar arts heeft het haar al jaren geleden min of meer verboden. Daarnaast is het feit dat ze bijna constant zuurstof via een concentrator moet gebruiken ook nog eens gevaarlijk in combinatie met een brandende sigaret. Mevrouw woont vanwege haar COPD in een verpleeghuis. Na de dagelijkse verzorging heeft mevrouw een uur nodig om weer op adem te komen. Daarna komt steevast het verzoek aan de verzorging om mee te mogen in hun pauze om een sigaretje te roken. Een groter plezier kan je mevrouw niet doen. Naderhand heeft mevrouw dan meestal een extra verneveling nodig, maar dat neemt ze graag op de koop toe.
De verschillende verzorgenden zijn het er niet over eens of mevrouw nou wel of niet in de gelegenheid moet worden gesteld om een sigaretje te roken. Haar COPD zal in ieder geval niet beter worden.

COPD is een Engelse afkorting van *chronic obstructive pulmonary disease*, dit betekent een ziekte met chronische obstructie in de longen. Het is een verzamelnaam voor de longziekten chronische bronchitis en emfyseem. Astma valt hier niet onder. In Nederland hebben ongeveer 1 miljoen mensen COPD, meer dan de helft weet dit echter niet.
Bij chronische bronchitis is het slijmvlies van de vertakkingen (bronchiën) van de luchtpijp chronisch ontstoken. Hierdoor ontstaat zwelling van het slijmvlies en wordt een overmatige hoeveelheid slijm door de slijmklieren in het slijmvlies geproduceerd. Hierdoor raken de luchtwegen vernauwd en wordt de uitstroom van de lucht belemmerd.

De belangrijkste oorzaak is het roken van sigaretten, maar ook luchtvervuiling en blootstelling aan giftige stoffen (bepaalde beroepen) spelen een rol.
Omdat het ontstaan van chronische bronchitis een proces van jaren is, zijn de meeste mensen ouder dan 40 jaar. Op dit moment zijn het nog vaker mannen, maar omdat vrouwen al vele jaren net zo veel roken als mannen, zullen op korte termijn net zo veel vrouwen als mannen de ziekte hebben.

Verschijnselen

De belangrijkste verschijnselen zijn wisselende chronische hoest en opgeven van slijm (sputum), met een toenemende kortademigheid en een fluitende ademhaling. De verschijnselen verergeren bij kou of mistig weer, na blootstelling aan luchtverontreiniging of een luchtweginfectie. Bij chronische bronchitis zijn de luchtwegen namelijk gevoeliger voor infecties. Bij recidiverende infecties raken de longen en luchtwegen verder beschadigd.

3.5.1 LONGEMFYSEEM

Bij longemfyseem is de elasticiteit van de longblaasjes verminderd, waardoor de longblaasjes uitgerekt zijn. Ook de wanden van de kleinste luchtwegen, die de lucht van en naar de longblaasjes voeren, zijn beschadigd. De wanden zakken in, waardoor er minder lucht in en uit de longblaasjes kan komen. De longblaasjes spelen een belangrijke rol bij uitwisseling van zuurstof en koolzuurgas, de zogenoemde gaswisseling. Vanuit de longblaasjes verplaatst zuurstof zich naar de bloedvaten en omgekeerd gaat koolzuurgas vanuit de bloedbaan naar de longblaasjes. Vervolgens gaat het koolzuurgas bij de uitademing naar buiten. Doordat de longblaasjes uitgerekt zijn, gaan ze op den duur kapot en ontstaan er grote blazen gevuld met lucht. Het uitwisselen van zuurstof en koolzuurgas wordt nu extra bemoeilijkt.
Emfyseem is een onomkeerbare (irreversibele) aandoening, dat wil zeggen dat deze ziekte niet meer geneest en steeds erger wordt.
De belangrijkste oorzaak is roken van met name sigaretten, maar ook langdurige inhalatie van prikkelende/toxische stoffen door bijvoorbeeld luchtverontreiniging en veroudering van het longweefsel spelen een rol. Er is ook een erfelijke variant.

Verschijnselen

De belangrijkste klacht bij longemfyseem is het optreden van kortademigheid bij inspanning, vaak met blauwzucht (cyanose). Niet alleen de lippen, nagels en handen zien blauw, maar ook de tong. In de loop van de jaren neemt de kortademigheid toe. Daarnaast zijn er ook andere verschijnselen aanwezig, zoals hoesten en het opgeven van sputum. Op den duur ontstaat een afname van het lichaamsgewicht. Onbedoeld gewichtsverlies heeft een negatief effect op het beloop van de ziekte. Aangenomen wordt dat een duidelijk aantoonbaar gewichtsverlies ongeveer 3,5 jaar voor de dood begint. Bij patiënten met COPD is het energieverbruik verhoogd (het kost veel meer energie om de lucht door de vernauwde luchtwegen in en uit de longen te krijgen). Ook kan de inname van voedsel verlaagd zijn, onder andere door moeheid en doordat kauwen en slikken resulteren in een ander adempatroon en zuurstoftekort. Door de ondervoeding veranderen ook de spieren; dit leidt tot spierzwakte en sneller moe zijn. De spierzwakte is met name te zien in de bovenbeenspieren. Vaak zijn er psychische verschijnselen aanwezig zoals angst en depressie.

De borstkas staat in inademingsstand (vat- of tonvormig). De hulpademhalingsspieren zijn vaak sterk aangespannen. Er is een buikademhaling, de borstkas beweegt in zijn geheel op en neer, bewegingen naar opzij ontbreken. De cliënt heeft vaak blauwzucht en hij kan trommelstokvingers en horlogeglasnagels hebben. De cliënt ademt vaak met getuite lippen en er is een piepende ademhaling te horen.

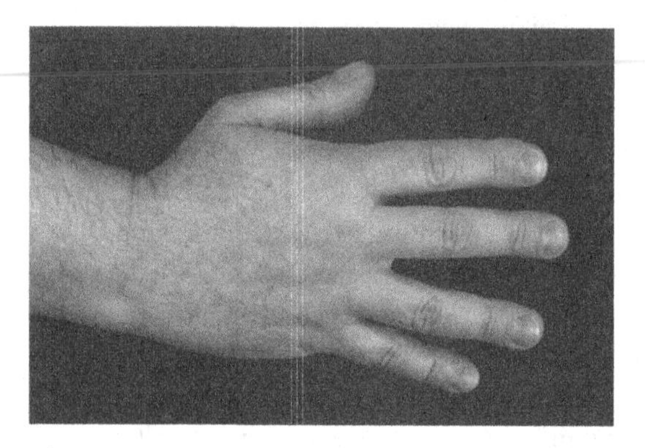

Figuur 3.9 *Trommelstokvingers met verdikking van de eindkootjes en horlogeglasnagels.*

Bron: Nederlands Tijdschrift voor Geneeskunde, 2004; 1 48:53-6.

De meest voorkomende complicaties van emfyseem zijn:
- Ademhalingsinsufficiëntie; hierbij is de gaswisseling in de longen zo ernstig gestoord dat een levensbedreigende situatie ontstaat. Er is een ernstig tekort aan zuurstof en een overschot aan koolzuurgas in het bloed.
- Decompensatio cordis (hartfalen); bij emfyseem wordt het rechtergedeelte van het hart overbelast, omdat dit harder moet werken om het bloed de longcircualtie in te pompen.
- Klaplong (pneumothorax) door het knappen van een grote blaas.
- Ribfracturen (de starre borstkaswand kan osteoporose van de ribben tot gevolg hebben, waardoor een gering trauma een rib al doet breken).

3.5.2 BEHANDELING VAN COPD

Stoppen met roken is de basis van de behandeling. Het stoppen met roken zorgt ervoor dat de (verdere) achteruitgang van de longfunctie geremd of soms zelfs gestopt wordt. Stoppen met roken is door het verslavende effect van sigaretten voor veel rokers een hele opgave. Er zijn allerlei cursussen om te helpen met het stoppen met roken. Er zijn in de ziekenhuizen longpoliklinieken (rookpoli's), die begeleiding geven bij het stoppen met roken. Rokers die willen stoppen kunnen ook terecht bij de huisarts, de GGD en bij thuiszorginstellingen. Stichting Volksgezondheid en Roken/Stivoro biedt via internet ook hulp bij stoppen aan. Persoonlijke telefonische gesprekken met een 'stoppen met roken coach' kan hier onderdeel van uitmaken.

Er zijn geen medicijnen die COPD kunnen genezen. De behandeling met medicijnen richt zich op symptoombestrijding. Omdat COPD een chronische ziekte is, zal de cliënt de medicijnen levenslang moeten innemen. Therapietrouw is van groot belang. Het komt regelmatig voor dat een cliënt in het begin de medicijnen trouw inneemt, maar als de verschijnselen wat verminderen dit niet meer gebeurt.
Veel medicijnen moeten door inhalatie worden ingenomen. Door een verkeerde inhalatietechniek komt onvoldoende medicijn in de luchtwegen.
Geneesmiddelen die vaak bij COPD worden voorgeschreven zijn luchtwegverwijders. Voorbeelden hiervan zijn het snelwerkende salbutamol (Ventolin) en het langwerkende salmeterol (Serevent). De bijwerkingen zijn, afhankelijk van de dosis en de gevoeligheid van de cliënt, irritatie van de mond en keel, trillen van handen en vingers, zweten en rusteloosheid.
Luchtwegverwijders die op een andere manier werken zijn: ipratropium (Atrovent) en tiotropium (Spiriva).Ook deze worden per inhalatie toegediend. De bijwerkingen zijn hoest en een droge mond. Goede verzorging van het gebit is hierbij noodzakelijk.
Een onderhoudsbehandeling met ontstekingsremmende medicijnen (corticosteroïden) kan er soms voor zorgen dat er een afname ontstaat van de periodes met acute verergering. Per cliënt zal bekeken worden of inhalatiecorticosteroïden helpen, want niet bij iedereen hebben zij effect. Voorbeelden hiervan zijn: budesonide (Pulmicort) en fluticosol (Flixatide). Bijwerkingen zijn schimmel in de mond (candida) en soms heesheid. Om dit te voorkomen moet de mond worden gespoeld met water na de inhalatie en het water worden uitgespuugd.

Bij een acute verergering (exacerbatie) kan een korte kuur, stootkuur genoemd, van zeven tot tien dagen gegeven worden met corticosteroïdentabletten.
Combinatiepreparaten bevatten vaak een combinatie van een luchtwegverwijder en een ontstekingsremmer. Omdat combinatiepreparaten eenvoudiger in gebruik zijn, en in een keer alle benodigde medicijnen geïnhaleerd worden, kan het gebruik hiervan een gunstig effect hebben op de therapietrouw. Voorbeelden zijn: salbutamol/tropium (Combivent), formoterol/budesonide (Symbicort) en salmeterol/fluticason (Seretide).

Cliënten met COPD komen in aanmerking voor de jaarlijkse vaccinatie (griepprik). Er is een kleine kans op bijwerkingen (een griepachtig beeld en op de injectieplaats soms roodheid, zwelling, pijn en eventueel een blauwe plek). De verschijnselen verdwijnen meestal binnen één tot twee dagen.

3.5.3 DE SPECIFIEKE ZORG VOOR DE CLIËNT MET COPD

De meeste mensen met COPD wonen gewoon thuis en kunnen lange tijd goed voor zichzelf zorgen. Bij steeds terugkerende tijden van verslechtering is vaker en meer hulp nodig. Veel van deze hulp wordt in de thuissituatie door mantelzorg verleend. Vaak is het pas het moment waarop de mantelzorg het niet meer redt, of wegvalt, dat professionele hulp (erbij) wordt ingezet. Meestal kan de COPD-patiënt in de thuissituatie blijven wonen. Wel is tijdelijke opname in een ziekenhuis in een ernstig benauwde fase soms nodig. Verblijf op een (long)revalidatieafdeling behoort ook tot de mogelijkheden. Ten slotte komt een klein percentage van de COPD-patiënten blijvend in een verpleeghuis terecht.

ADL

Het is belangrijk dat een cliënt met COPD in beweging blijft. Daarom moet hij gestimuleerd worden zo veel mogelijk zelfstandig te blijven in het uitvoeren van de ADL. Elke dag wat lopen, al is het maar van bed naar badkamer en daarna naar de woonkamer, hoort daar ook bij.
Het is belangrijk dat de verzorgende zich aanpast aan het tempo van de cliënt, dat van dag tot dag kan wisselen en direct samenhangt met de mate van benauwdheid.
Door de benauwdheid kost ademhalen veel energie. Er blijft niet zo veel energie over voor andere activiteiten, zoals de ADL. Door een stoel of kruk te gebruiken en zo veel mogelijk zittend te doen, kan de cliënt wat meer. Als de benauwdheid vroeg in de ochtend erg is, kan het een idee zijn om de ADL wat later op de dag te plannen. Ook kan

het helpen om de medicatie tegen benauwdheid kort voor de ADL in te nemen.
Het inademen van prikkelende luchtjes zoals parfum, deodorant uit een spuitbus en aftershave kan de klachten erger maken. De badkamer ingaan als er net iemand anders gebruik van heeft gemaakt kan om die reden ook lastig zijn.

Therapietrouw, omgaan met medicatie

Als de cliënt veel last heeft van benauwdheid is de motivatie om de medicatie goed en volgens voorschrift te gebruiken groot; het effect is direct merkbaar. Het blijkt dat veel mensen met longproblemen de techniek om de medicijnen in te nemen, vooral de medicijnen die geïnhaleerd moeten worden, niet goed toepassen. De verzorgende kan hier ondersteuning in bieden.

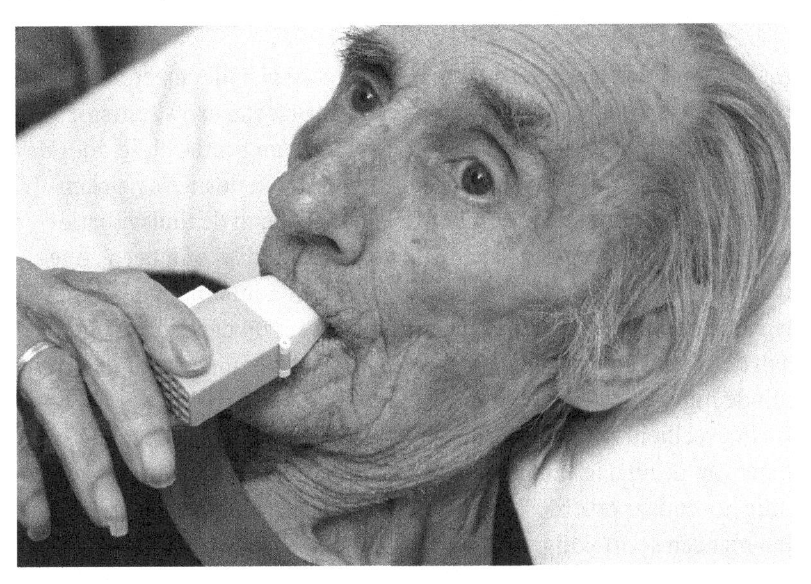

Figuur 3.10 *Een inhalator moet op de juiste manier worden gebruikt om een zo groot mogelijk effect te hebben.*

Heeft de cliënt een periode met weinig klachten, dan bestaat vaak de neiging om het gebruik van medicatie wat 'gemakkelijker' op te nemen. Vooral voor het gebruik van onderhoudsmedicatie zoals corticosteroïden (bijv. Flixotide) wordt dan weleens vergeten. Ook dan kan ondersteuning en motivatie, waarbij steeds weer het belang van het trouw gebruik van de medicatie wordt genoemd, het verschil maken.

Roken

Iedereen die zich met longklachten meldt bij een arts, zal onmiddellijk het advies krijgen nooit meer te roken. Dit advies is voor veel mensen heel lastig om op te volgen. In tijden van acute, ernstige benauwdheid is roken fysiek bijna niet mogelijk en dan lukt het stoppen vaak wel. Als het weer wat beter gaat, blijkt de verleiding soms toch weer te groot en wordt helaas vaak het rookgedrag hervat. Het kan de cliënt soms helpen als hij hulp krijgt bij het stoppen met roken. De verzorgende zal een balans moeten vinden tussen het motiveren om niet te roken en het laten maken van een eigen keuze met de gevolgen van dien. Steeds maar hameren op het ongewenste rookgedrag kan op den duur de relatie verzorgende-cliënt flink verstoren.
Roken in combinatie met zuurstofgebruik is brandgevaarlijk en kan en mag echt niet.

Gebruik van extra zuurstof

Als het door de verminderde functie van de longen niet meer mogelijk is voldoende zuurstof op te nemen, kan gebruik van extra zuurstof worden voorgeschreven. Dit wordt, net als de medicatie, altijd door de behandelende arts gedaan. Waar tegenwoordig in de meeste ziekenhuizen zuurstof 'uit de muur' komt, zijn mensen in de thuissituatie aangewezen op het gebruik van zuurstof uit cilinders of uit een zogenaamde 'concentrator'. Dit is een apparaat dat zuurstof uit de omgevingslucht haalt en zo in geconcentreerde vorm op dezelfde manier aan de cliënt kan worden aangeboden als zuurstof uit een cilinder of 'uit de muur'.
De hoeveelheid zuurstof die de cliënt krijgt, wordt bepaald aan de hand van de uitslag van gemeten bloedgaswaarden. De zuurstofsaturatie hoort daar ook bij. Deze kan inmiddels eenvoudig worden gemeten met een soort 'knijpertje' dat op een vinger kan worden gezet, de saturatiemeter.
Wanneer een cliënt het erg benauwd heeft, wil deze weleens vragen om de zuurstof wat hoger te zetten, of dat eigenhandig doen. Dat mag nooit zomaar gedaan worden, omdat een te hoge dosering juist kortademigheid tot gevolg kan hebben, of zelfs tot een ademhalingsdepressie kan leiden.

Voedingsadviezen

Wanneer zich bij een cliënt met overgewicht longklachten openbaren, zou het raadzaam zijn om wat gewicht te verliezen. Dat maakt op den duur het ademhalen gemakkelijker en dan blijft er meer energie over voor andere activiteiten.

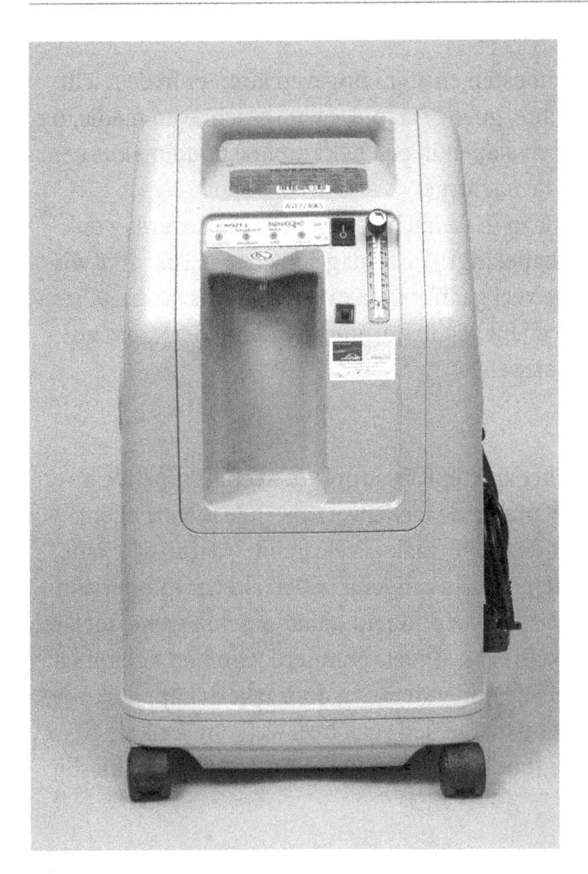

Figuur 3.11 *Een concentrator.*

Bron: Linde Healthcare Benelux.

Veel mensen die langdurig longklachten hebben, met steeds terugkerende perioden van ernstige benauwdheid, hebben moeite om met de voeding voldoende energie en andere noodzakelijke voedingsstoffen binnen te krijgen. Vaak is er in de loop der jaren al vermagering opgetreden. Er zijn twee adviezen voor de benauwde cliënt:
- inschakelen van een diëtist;
- zuurstofgebruik tijdens de maaltijd door laten gaan, omdat eten anders te snel te vermoeiend is.

Om obstipatie te voorkomen, is het belangrijk dat de voeding voldoende vezels bevat en dat er voldoende wordt gedronken. Een moeilijke toiletgang zou de cliënt veel te veel energie kosten.

Slapen en rusten

Door kortademigheid, hoesten en slijm opgeven komt er in de nacht vaak niet genoeg van echte, goede slaap. De voorgeschreven medicatie innemen voor de nacht en slapen in een halfzittende houding kunnen wel wat verbeteren aan de nachtrust.
Door de onderbroken slaap in de nacht is de cliënt vaak overdag ook vermoeid. Daarom is het belangrijk overdag activiteit en rust af te wisselen, maar zeker niet te veel gaan slapen overdag. Soms is de nacht juist de periode dat een cliënt wat extra zuurstof nodig heeft, om zo wat rustiger te kunnen slapen.

Psychosociale zorg

COPD heeft, naarmate het ziekteproces vordert, zeer ingrijpende gevolgen voor de cliënt. Wanneer de ziekenverzorgende met de cliënt te maken krijgt, bestaat de COPD vaak al vele jaren, waarbij de cliënt heeft moeten aanvaarden dat zijn mogelijkheden almaar minder zijn geworden. Op het gebied van gezondheid, maar ook van werk, sociale contacten en relatie, is dan vaak al veel veranderd. Om hier beter mee om te gaan is psychosociale ondersteuning door maatschappelijk werk of een andere specialist op dat gebied vaak heel welkom. Ook de patiëntenvereniging (Longfonds, voorheen het Astmafonds) kan hierbij van betekenis zijn.

Mantelzorgondersteuning

Wanneer de mantelzorg wordt verleend door een partner of ander inwonend gezinslid, staat deze vaak behoorlijk onder druk. De voortdurende aanwezigheid van iemand die adem tekortkomt, wekt ongerustheid, bezorgdheid en angst op wanneer je er machteloos tegenover staat.
Zelf even de deur uitgaan terwijl je er niet gerust op bent of het thuis wel goed gaat, kan niet echt ontspannend zijn. Ondersteuning van de mantelzorg kan heel welkom en nodig zijn om het allemaal vol te houden. Vrijwilligers die de taken verlichten of een (korte) tijdelijke opname maken dat de mantelzorg wat minder belasting ervaart. Ook begrip en medeleven door de professionele verzorgende kan veel betekenis hebben en tot steun zijn voor een vermoeide mantelzorger.

3.6 Hart- en vaatziekten

Casus meneer Pietersen

Meneer Pietersen is 91 jaar en hij woont in een aanleunwoning bij het verzorgingshuis. Hij is al dertig jaar onder behandeling van een cardioloog. Hij heeft dertig jaar geleden voor het eerst een hartinfarct gehad. Vierentwintig jaar geleden kreeg hij zijn tweede hartinfarct en vier jaar geleden gebeurde het weer.
Meneer Pietersen leeft heel rustig en dat kan ook niet anders, want zijn gezondheid en conditie zijn heel zwak. Hij gebruikt verschillende medicijnen, waaronder lanoxin, furosemide en een antistollingsmedicijn. Ondanks dat heeft meneer Pietersen toch aan het eind van de dag dikke enkels en voeten. Na de minste inspanning is hij kortademig.
Vandaag geeft hij aan dat hij niet wil opstaan omdat hij zo benauwd is. Hij haalt hoorbaar 'reutelend' adem.

3.6.1 HARTAANDOENINGEN

Atherosclerose

Atherosclerose is een andere naam voor slagaderverkalking. Heel veel mensen spreken van aderverkalking, maar dat is een verkeerde naam; de slagaders zijn aangedaan en niet de aders.
Atherosclerose is een ziekteproces dat gekenmerkt wordt door ophoping van vetachtige stoffen en bindweefsel in de binnenbekleding van de grote en middelgrote slagaders. Als het bloed te veel vetten in de vorm van het slechte cholesterol (LDL) en andere vetachtige stoffen bevat, worden deze in de vaatwand afgezet. Zo ontstaat op den duur een grote ophoping van cholesterol (een *plaque*), waardoor het bloedvat nauwer en de bloedstroom belemmerd wordt.
Voorkeursplaatsen voor zo'n vernauwing zijn de kransslagaders van het hart, de grote lichaamsslagader (aorta), de grote vaten naar de benen, de nier-, darm- en hersenslagaders.
Factoren die de kans op atherosclerose bevorderen zijn onder andere: hoge bloeddruk (hypertensie), roken, overgewicht en diabetes mellitus.
Ook het eten van veel verzadigde vetten speelt een belangrijke rol bij het ontstaan van atherosclerose. Deze vetten doen in het bloed het slechte cholesterol (LDL) stijgen. Het is dus van belang deze vetten te vermijden. In plantaardige vetten (olijf- en zonnebloemolie) en vis zitten onverzadigde vetten; hierin zit het goede cholesterol (HDL; 'hoop

doet leven'). Het goede cholesterol breekt het slechte af. Het is voldoende om naast vetbeperking de persoon uit te leggen dat vetten die in de koelkast stollen, dat bij wijze van spreken ook doen in de bloedvaten. Zo is gestoomde makreel, die erg vet is, toegestaan.
Atherosclerose leidt tot vernauwing van de bloedvaten. Het achterliggende weefsel krijgt nu onvoldoende zuurstof, wat in de benen leidt tot pijn tijdens het lopen (etalagebenen). De patiënt moet stoppen met lopen en wachten totdat de pijn is weggetrokken. Vernauwing van de kransslagaders leidt tot pijn op de borst bij inspanning (angina pectoris).
Wanneer bloedplaatjes op de vernauwde plekken in het bloedvat aankleven kan er een afsluiting van de slagader ontstaan. In de hersenen leidt dit tot een herseninfarct, in het hart tot een hartinfarct.

Behandeling en preventie van atherosclerose

Bij alle patiënten met atherosclerose en bij alle patiënten met een verhoogde kans op het ontstaan daarvan moet het volgende geadviseerd worden:
- niet roken;
- lichamelijk actief zijn;
- verlagen van het slechte cholesterol in de voeding met vermindering van het verzadigd vet en vermeerdering van het onverzadigd vet en extra aandacht voor de consumptie van groenten, fruit en vis.

Ook kunnen medicijnen gegeven worden die het cholesterol verlagen. De bekendste middelen zijn de statines (simvastatine (Zocor) en atorvastatine (Lipitor)); zij verlagen de aanmaak van het slechte cholesterol en verhogen het goede. Een ernstige, maar gelukkig zelden voorkomende bijwerking is afbraak van de spieren. Krijgt de patiënt ernstige spierpijn, dan moet gestopt worden met het middel en een arts gewaarschuwd worden.
Er zijn ook medicijnen die proberen te verhinderen dat de bloedplaatjes tegen de cholesterolplaque aankleven. Deze proberen te voorkomen dat er een stolsel ontstaat en het bloedvat afgesloten wordt. Een voorbeeld hiervan is ascal, een antistollingsmiddel. Hiervoor wordt vaak de term bloedverdunner gebruikt, maar dat is een verkeerde naam; het bloed wordt niet dunner, maar het stolt minder.

Angina pectoris

Met het stijgen van de leeftijd neemt de kans op een hartziekte, waarbij het hart te weinig zuurstofrijk bloed krijgt, toe.

Op de leeftijd van zeventig jaar heeft vijftien procent van de mannen en negen procent van de vrouwen zo'n hartziekte. Op de leeftijd van tachtig jaar is dit twintig procent, zowel bij mannen als bij vrouwen.
Angina pectoris ontstaat doordat de hartspier te weinig zuurstofrijk bloed krijgt. Wanneer het hart harder moet werken bij bijvoorbeeld lichamelijke inspanning, moet de hartspier meer zuurstof krijgen. Normaal gesproken kan aan deze toegenomen zuurstofbehoefte gemakkelijk worden voldaan, doordat door verwijding van de kransslagaders de bloeddoorstroming fors toeneemt.
Bij vernauwing van de kransslagaders door atherosclerose is dit niet meer mogelijk.
De klassieke angina-pectorisklachten treden op bij:
- lichamelijke inspanning (trap oplopen, tegen de wind in fietsen);
- overgang van warme naar koude omgeving (bij koude vernauwen de bloedvaten);
- na emotie (het hart gaat sneller kloppen en heeft meer zuurstof nodig);
- na de maaltijd (het hart moet het bloed pompen naar de spijsverteringsorganen);
- bij koorts (ook hierdoor gaat het hart sneller pompen).

Verschijnselen

Er is een beklemmend, drukkend gevoel (samensnoerend) midden op de borst achter het borstbeen. Vaak met uitstraling naar de binnenkant van de linkerarm, maar soms ook naar beide armen, hals, kaak, rug- of maagkuiltje.
In enkele gevallen zijn de klachten uitsluitend beperkt tot arm, schouder of kaakhoeken. De pijn op de borst/angina pectoris duurt enkele minuten (0,5-10 minuten).
De klachten verdwijnen na het stoppen van de inspanning, rust te nemen en/of na inname van nitroglycerinespray.
De nitroglycerinespray wordt onder de tong gespoten en komt hierdoor snel in de bloedbaan. Het verwijdt de aders, waardoor minder bloed naar het hart toestroomt en het hart dus minder bloed krijgt te verwerken en het dus minder hard hoeft te werken (minder zuurstof nodig). Ook verwijdt het in mindere mate de slagaders, waardoor het hart tegen een minder grote weerstand hoeft te pompen. Hierdoor heeft het hart ook minder zuurstof nodig. De werking houdt maar kort aan, ongeveer 30 minuten.

De bijwerkingen zijn daling van de bloeddruk, duizeligheid en hoofdpijn. Het wordt aangeraden het medicijn in zittende houding toe te dienen.
Verder gelden de maatregelen zoals bij atherosclerose beschreven.

Hartinfarct

Bij een hartinfarct sterft een stuk(je) van de hartspier af doordat een gedeelte van de vernauwde kransslagader door een stolsel is afgesloten. Negentig procent van de patiënten krijgt typische verschijnselen:

- Hevige, langdurige (meestal enige uren) pijn op de borst met misselijkheid, braken, transpireren en een gevoel van kortademigheid; uitstraling van de pijn vindt plaats naar dezelfde gebieden als bij angina pectoris. De pijn is zo ernstig dat het lijkt alsof een olifant op de borst staat.
- De patiënt voelt zich beroerd en verkeert vaak in doodsangst.
- De pijn ontstaat meestal in rust.
- De pijn reageert niet op nitroglycerinespray.

De klachten en verschijnselen bij een hartinfarct verlopen op oudere leeftijd vaak minder heftig. Met het ouder worden kan een infarct zich echter ook uiten als een plotseling optredende benauwdheidsaanval, als flauwvallen of als pijn in de bovenbuik.
De cliënt moet zo snel mogelijk vervoerd worden naar een hartbewakingseenheid. Daar krijgt hij vaatverwijdende medicijnen en pijnbestrijders.

Decompensatio cordis

Het hart is een pomp, die het bloed door het lichaam en de longen moet pompen. Wanneer deze verzwakt is, zullen compensatiemechanismen optreden om toch overal voldoende zuurstofrijk bloed te brengen. Zo zal de hartspier vergroten en het hart sneller gaan kloppen. Ook zullen de nieren minder vocht en zouten uitscheiden om het volume in de bloedvaten te vergroten. Wanneer, ondanks deze compensatiemechanismen, het hart nog steeds onvoldoende kan pompen spreekt men van decompensatio cordis. Wanneer het hart zijn functie niet meer kan uitoefenen spreekt men van hartfalen.
Er zijn veel oorzaken van decompensatio cordis; alle oorzaken hebben gemeen dat het hart verzwakt is. Dit kan door een hartinfarct, een hartspierontsteking, ritmestoornissen, hoge bloeddruk (het hart moet tegen een veel te grote druk in pompen), klepgebreken, langdurige bloedarmoede (het hart gaat sneller pompen om toch maar overal voldoende zuurstof te brengen en raakt daardoor verzwakt) enzovoort.

Wanneer het hart onvoldoende kan pompen, kan het bloed dat in de rechter- en linkerboezems stroomt onvoldoende doorgepompt worden naar de longslagader en grote lichaamsslagader. Er zal zich dus bloed ophopen en er ontstaat stuwing. Dit uit zich aan de rechterkant van het hart door gestuwde halsaders en oedeem. Dit heet pitting oedeem, er blijft namelijk een putje achter als de huid met de vinger ingedrukt wordt. Het oedeem is gelokaliseerd op de laagst gelegen delen van het lichaam (enkels, stuit).
In ernstige gevallen kan stuwing van de lever en oedeem van het maagdarmkanaal ontstaan, met pijn in de rechter bovenbuik, misselijkheid en verminderde eetlust. Deze verschijnselen lijken op een buikgriep. Door al de oedemen ontstaat er een toename van het gewicht. Dus regelmatig wegen is van belang. In ernstige gevallen kan de cliënt niet meer plat in bed liggen zonder zeer ernstig benauwd te worden. Hij moet op een aantal kussens liggen of rechtop zitten. Soms ontstaat een aanval van ernstige benauwdheid; hij schrikt wakker met ernstige kortademigheid en gaat direct rechtop zitten. Hij hapt naar adem. Dit wordt astma cardiale genoemd. Bij longoedeem is er zeer veel vocht in de longen en snakt de patiënt naar adem; hij hoest roze, schuimend sputum op. Hij voelt zich alsof hij verdrinkt.
Als er te weinig bloed door het hart wordt uitgepompt zal er dus minder bloed in de lichaamsslagader komen en het lichaam minder doorbloed worden. Daardoor heeft de cliënt het koud (bloed is de verwarmer), ziet er klam en blauw uit. Als de hersenen minder zuurstofrijk bloed krijgen ontstaat er onrust, soms ontstaat verwardheid. Onvoldoende doorbloeding van de skeletspieren leidt tot vermoeidheid en mindere doorbloeding van de nieren veroorzaakt een verminderde urineproductie. Wanneer de cliënt 's nachts naar bed gaat zal het oedeem uit de benen weer in de bloedbaan komen en moet hij vaak uit bed om te plassen.

Behandeling van decompensatio cordis

Deze bestaat uit rust en gedoseerde lichaamsbeweging, zoutbeperking (niet meer dan drie gram natrium per dag) en geen zout aan het eten toevoegen en kant-en-klare producten vermijden. In het voedingsadvies wordt het accent gelegd op de inname van voldoende fruit, groenten, zuivelproducten en weinig vet en niet meer dan 1-2 eenheden alcohol per dag.
Bij ernstig oedeem krijgt de cliënt vochtbeperking (niet meer dan ongeveer 1,5-2 liter per dag vochtinname).
Overgewicht moet bestreden worden. Omdat, als de patiënt ziek wordt, het hart harder moet werken wordt jaarlijks de griepprik gegeven.

Plaspillen (diuretica) geven meestal een snelle vermindering van de symptomen. Zij bestrijden de overvulling van de circulatie.
Vaak krijgt de cliënt nog meer medicijnen en moet goed gelet worden op de therapietrouw.

Bij acuut hartfalen is de behandeling erop gericht om zo snel mogelijk de overvulling van de longen te verminderen, de cliënt is immers vreselijk kortademig. Hij moet dan rechtop zittten (wil hij zelf ook het liefst) en krijgt een sterk werkend ontwateringsmiddel in de ader gespoten, zodat hij snel veel vocht zal uitplassen. Ook worden vaatverwijders gegeven om minder bloed naar het hart en dus de longen te laten komen. Hij krijgt zuurstof en ook vaak morfine. Dit werkt vaatverwijdend en de cliënt wordt ook minder angstig.

3.6.2 DE SPECIFIEKE ZORG VOOR HARTPATIËNTEN

Leren leven met een chronische hartziekte is vaak moeilijk. Een cliënt met hartfalen moet vaak anders gaan eten en drinken dan hij gewend was, trouw medicijnen innemen en leren omgaan met (veel) minder energie.
Niet alleen lichamelijk gebeurt er veel, ook emotioneel zijn er vaak veranderingen. De 'grote pomp', waar het leven van afhangt, 'heeft het laten afweten'. Dat beschadigt het vertrouwen in het eigen lichaam en brengt gevoelens van angst en ongerustheid met zich mee.

ADL

De zorg die mensen met een chronische hartaandoening nodig hebben, is heel verschillend. Met een gezonde levenswijze en medicijnen kunnen veel mensen zich na een periode van herstel weer goed redden. Maar bij een afnemende hartfunctie neemt de energie ook af en hebben mensen vaak steeds meer hulp nodig. Het is aan de verzorgenden om in overleg met de cliënt en de arts te bepalen wat hij zelf kan doen en wat moet worden overgenomen. Aan de buitenkant is vaak niets te zien, maar de cliënt kan zich wel degelijk te zwak voelen om de ADL zelfstandig uit te voeren.

Therapietrouw

Het op tijd innemen van de voorgeschreven medicijnen is voor de meeste mensen met hartaandoeningen geen punt. Ze zijn vaak erg geschrokken van het 'haperen' van het hart en zijn zich heel bewust van het belang van het innemen van de medicijnen. Ook is het zo dat het snel merkbaar is wanneer medicijnen zijn 'vergeten'; de klachten dienen zich snel aan. Bijvoorbeeld: kortademigheid, dikke enkels, een 'gejaagd' gevoel.

Wat voor velen op den duur moeilijker blijkt te zijn, is het volhouden van de gezonde (veranderde) leefwijze, wat ook onderdeel is van de therapie.

Voedingsadviezen

Om ervoor te zorgen dat de bloedvaten zo goed mogelijk blijven, is het belangrijk voedingsstoffen met verzadigde vetten te vermijden en juist te kiezen voor meervoudig onverzadigde vetzuren. Die zitten in plantaardige oliën, bijvoorbeeld in zonnebloemolie en alle producten van Becel.
Omdat te veel zout in de voeding de bloeddruk doet verhogen, wordt vaak zoutarme voeding geadviseerd, dat wil zeggen dat er wordt geadviseerd geen zout toe te voegen bij het bereiden van de maaltijd en kant-en-klare producten te mijden, bijvoorbeeld ham, chips enzovoort. Een streng, zoutloos dieet is niet zinvol en ook bijna niet vol te houden, dus dat wordt eigenlijk niet meer voorgeschreven.
Overgewicht is een extra belasting voor het lichaam. Wanneer een patiënt dat heeft, zou hij moeten proberen het zo veel mogelijk kwijt te raken. Anders moet worden voorkomen dat de cliënt er last van krijgt, bijvoorbeeld door verminderde activiteit.
Het gebruik van te veel alcoholische drank is voor niemand goed. Voor een hart dat het al zwaar heeft helemaal niet, vanwege de bloeddrukverhogende werking. Een glaasje wijn per dag mag meestal wel.

Een diëtiste kan worden ingeschakeld om goede adviezen te geven. Zeker wanneer de adviezen voor de cliënt een grote verandering betekenen, valt het vaak niet mee om deze na verloop van tijd vol te houden. Alle steun uit de omgeving is dan welkom, ook die van de verzorgende die meedenkt en adviseert.

Activiteiten en bewegen

Het is niet nodig om bij een beschadigd of ziek hart op bed te blijven liggen. In beweging blijven voor zover dat kan is beter. De specialist en de fysiotherapeut geven hierover advies.
Er zijn speciale revalidatieprogramma's voor mensen die hartproblemen hebben (gehad) en ook speciale sportclubs. Deze worden vaak georganiseerd door de plaatselijke afdeling van de Hartstichting. Er wordt dan gesport onder leiding van een fysiotherapeut. Deelname hieraan heeft natuurlijk als voordeel dat het in beweging zijn wordt bevorderd. Bijkomend voordeel is het lotgenotencontact.

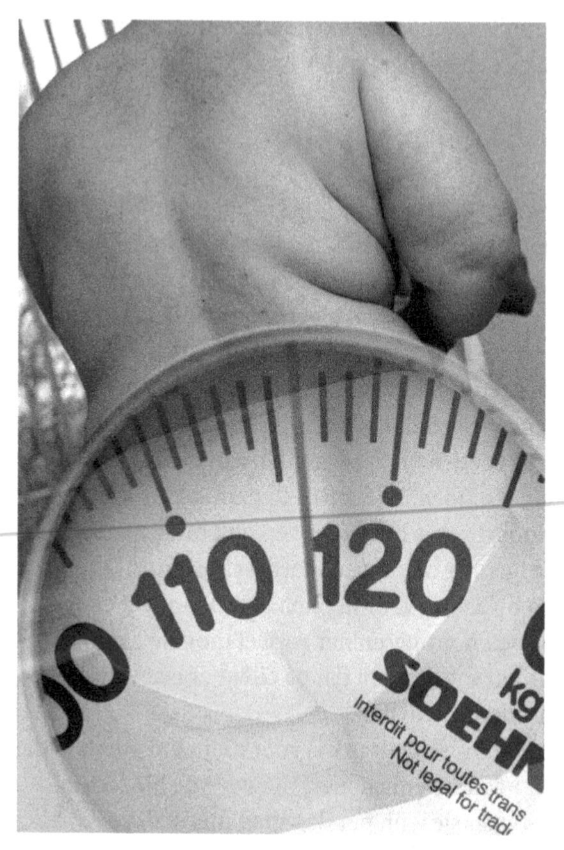

Figuur 3.12 *Wekelijks wegen en een aangepast dieet zijn de belangrijkste interventies bij iemand met overgewicht.*

Wanneer de verzorgende wordt ingezet om te ondersteunen bij de ADL, is de toestand van de hartpatiënt vaak te slecht om nog veel in beweging te kunnen zijn.

Observatie

Belangrijke observatiepunten zijn de tekenen die kunnen wijzen op een verslechtering van de werking van het hart. Dit kunnen zijn:
- kortademigheid;
- verhoogde bloeddruk;
- afwijkende polsslag;
- oedeem bij de enkels/voeten;
- pijnklachten specifiek bij hartklachten, op de borst, uitstralend naar linkerarm, kaak en schouder of juist naar maag en buik;
- gevoelens van angst en onrust.

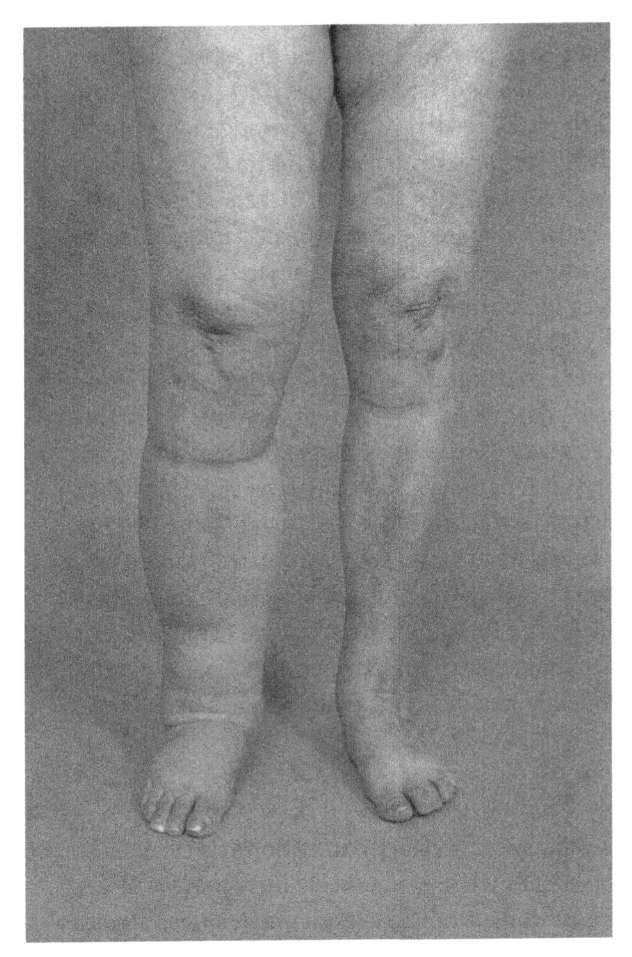

Figuur 3.13 *Oedeem aan rechterbeen.*

Wanneer één of meer van deze tekenen worden geobserveerd is het goed direct een arts te waarschuwen.

3.7 Oncologische aandoeningen

Casus mevrouw Dijkmans

Mevrouw Dijkmans (68) kreeg zes jaar geleden klachten. De eerste klachten waren hoesten dat maar niet overging na een verkoudheid, pijn en mateloze vermoeidheid. Zij ging naar de huisarts voor een goed medicijn tegen het hoesten, maar deze vertrouwde het niet en stuurde haar door voor onderzoek naar

de longarts in het ziekenhuis. Al snel was de diagnose duidelijk: mevrouw had longkanker. Toen ze dit hoorde, schrok ze enorm. Mevrouw werd een paar dagen na de diagnose opgenomen in het ziekenhuis. Ze werd geopereerd en daarna bestraald. Daardoor voelde ze zich nog veel beroerder dan voor de behandeling. Ze knapte weer op en had, ondanks de zorg om de kanker die misschien wel terug kon komen, een aantal fijne jaren.
Vijf jaar later bleek bij controleonderzoek dat er diverse uitzaaiingen waren. Dat maakte de kans op genezing wel erg klein. Mevrouw Dijkstra werd zo bang voor wat er nog allemaal zou komen aan pijn en ellende, dat zij besloot af te zien van verdere behandeling. Wel wilde ze graag weten wat de mogelijkheden waren om geen pijn te lijden en een rustig en waardig levenseinde te hebben. Zij is nog een paar maanden thuis geweest, maar nu dat niet meer gaat en de zorg te belastend wordt voor haar man en kinderen, is ze opgenomen op de palliatieve unit van een verpleeghuis. Hier staan de behandeling en de zorg in het teken van het bieden van een zo aangenaam mogelijke terminale periode. Er wordt geen medische behandeling met de hoop op herstel meer gedaan.

3.7.1 ALGEMENE TUMORLEER

Een tumor is een zwelling, een weefsel, dat uit normale cellen bestaat, maar in volume is toegenomen. Een voorbeeld hiervan zie je bij een ontsteking, waar de zwelling is ontstaan door ontstekingscellen en vochtophoping in de weefsels.
Een tumor is ook een gezwel, ook wel neoplasma of nieuwvorming genoemd. Het is een woekering van abnormale cellen.
Tumoren kunnen op verschillende manieren worden ingedeeld:
- naar de aard van de tumor, dat wil zeggen een goedaardige (benigne) of een kwaadaardige (maligne) tumor;
- naar het orgaan waarin de tumor zich ontwikkelt, bijvoorbeeld long-, darm- of hersentumor;
- naar het celtype of weefsel waaruit de tumor zich ontwikkelt, bijvoorbeeld wittebloedcelkanker (leukemie) of lymfeklierkanker.

Een goedaardig gezwel is een woekering van cellen die plaatselijk blijft en gezondheid en leven van de patiënt niet rechtstreeks bedreigt; de kenmerken van een goedaardige (benigne) tumor zijn onder andere:

- de tumor groeit niet infiltratief, dat wil zeggen dat hij niet in het omgevende weefsel groeit;
- de tumor heeft een kapsel, waarbinnen hij groeit, afhankelijk van de plaats is hij dus gemakkelijker operatief te verwijderen;
- de tumor groeit expansief, dat wil zeggen dat hij het omliggende weefsel opzij drukt, maar niet verwoest;
- de tumor zaait niet uit;
- soms wordt een goedaardige tumor toch kwaadaardig.

Een kwaadaardig tumor is een gezwel dat niet plaatselijk blijft en gezondheid en leven van de patiënt bedreigt. De kenmerken zijn:
- de tumor groeit infiltratief: dringt het omgevende weefsel binnen met talrijke uitlopers;
- de tumor is destructief: verwoest het omgevende weefsel;
- de tumor zaait uit: de tumor vreet een bloed- of lymfevat aan, cellen laten los en worden naar elders vervoerd, waar zij kunnen uitgroeien tot dochtergezwellen (metastasen).

Er is geen gezamenlijke oorzaak van het ontstaan van kanker. Sommige tumoren worden veroorzaakt door chemische stoffen (alcohol kan tong- en leverkanker veroorzaken), andere door straling van de zon (huidkanker). Bij weer andere tumoren spelen erfelijke factoren een rol, zoals bij sommige darm- en borsttumoren. Ook hormonen (borst- en prostaatkanker) en virussen (baarmoederhalskanker) spelen een rol.

De behandeling van kanker

Bij de curatieve (genezende) chirurgische behandeling wordt de tumor met een dikke laag omgevend weefsel weggesneden zonder dat in het tumorweefsel gesneden wordt. Meestal worden ook de lymfeklieren die in de regio van de tumor liggen meegenomen. Palliatieve chirurgie wordt gedaan om complicaties te voorkomen.

Cytostatica

Cytostatica zijn celdodende medicijnen. De behandeling hiermee wordt chemotherapie genoemd. Deze medicijnen werken in op delende cellen. Hoe groter de delingssnelheid van de tumor is, des te groter het effect van deze middelen.
Meestal wordt een combinatie van cytostatica gegeven (combinatietherapie). Door de tumorcel op verschillende punten tegelijk aan te vallen is de therapie effectiever, zijn de bijwerkingen geringer en kan het ontstaan van ongevoeligheid (resistentie) van de tumor voor het medicijn uitgesteld worden. De medicijnen worden in kuren gegeven, dat wil

zeggen dat afwisselend een hoge dosis gegeven wordt en daarna een periode geen. Dit is effectiever en minder giftig (toxisch) omdat de gezonde cellen de mogelijkheid krijgen zich sneller te herstellen.
Cytostatica hebben veel bijwerkingen: zij doden kankercellen, maar ook gezonde cellen, met name die zich snel delen. Zo hebben zij veel invloed op het beenmerg en kan een tekort aan rode- en witte bloedcellen ontstaan, met kans op bloedarmoede en verminderde weerstand tegen infecties. Ook het aantal bloedplaatjes kan minder worden, waardoor gauw blauwe plekken ontstaan.
In het maagdarmkanaal delen de cellen zich ook snel. Door chemotherapie ontstaat vaak een ontsteking van het mondslijmvlies (stomatitis), misselijkheid en braken (ontsteking van het maagslijmvlies) en diarree (ontsteking van het darmslijmvlies). Tegen de misselijkheid zijn tegenwoordig goede medicijnen beschikbaar.

Bestraling (radiotherapie)

Door de bestraling ontstaat schade aan de cel, waardoor deze doodgaat. Dit geldt niet alleen voor de kankercel, maar ook voor gezonde cellen. Er zijn daarom ook weer bijwerkingen. Door afbraakproducten van de cel, die in hoge mate in de bloedbaan aanwezig zijn, ontstaat algemene malaise. Door bestraling van de huid (verbranding) ontstaat roodheid. Verder hangen de bijwerkingen samen met de plaats die bestraalt wordt, bijvoorbeeld beenmerg, maagdarmkanaal enzovoort.
Bij tumoren die groeien onder invloed van hormonen worden vaak hormonen gegeven om de groei van de tumor te remmen. Bij borstkanker worden bijvoorbeeld anti-oestrogene medicijnen gegeven en bij prostaatkanker anti-mannelijke hormonen. Vaak worden de bovengenoemde behandelingsmethoden gecombineerd.

3.7.2 LONGKANKER

In Nederland krijgen per jaar 9000 mensen longkanker. Het is de op één na meest voorkomende kwaadaardige tumor bij de man (na prostaatkanker). Terwijl bij mannen het aantal per jaar iets daalt, stijgt het aantal vrouwen dat longkanker krijgt.
Het roken van sigaretten (maar ook andere tabaksproducten) is de belangrijkste factor. Rokers van sigaretten hebben een tienmaal zo hoge kans om longkanker te krijgen als niet-rokers. De schade van het roken wordt bepaald door de aantal gerookte sigaretten en de duur van het roken. Ook omgevingsfactoren spelen een rol, bijvoorbeeld wanneer personen in aanraking komen met stoffen die kanker kunnen veroorzaken, zoals asbest.

De eerste verschijnselen zijn vaak hoesten, of liever gezegd: verandering van het hoestpatroon, met bijvoorbeeld een hardnekkige prikkelhoest of bloed (draadje of duidelijk bloed) in het opgehoeste slijm. Kortademigheid, regelmatig opnieuw ontstane longontsteking, aanhoudende heesheid en/of zeurende pijn in de rug of op de borst zijn ook veelvoorkomende klachten. Daarnaast ontstaan in de loop van de tijd moeheid, verminderde eetlust en vermagering.
Klachten kunnen ook ontstaan op plaatsen waar zich uitzaaiingen bevinden, soms kunnen dit de eerste verschijnselen van longkanker zijn. De uitzaaiingen bevinden zich vaak in de hersenen, met hoofdpijn en uitvalsverschijnselen tot gevolg, maar ook in de botten, waardoor zeer ernstige pijnen ontstaan.
De behandeling is onder andere afhankelijk van het soort tumor, de grootte en de aanwezigheid van uitzaaiingen en de algemene conditie van de patiënt.
De beste kans op herstel biedt een operatieve behandeling. Voor deze behandeling komen vooral patiënten in aanmerking met een kleine tumor zonder uitzaaiingen. De overgebleven longfunctie moet na de verwijdering van de long(kwab) voldoende zijn.
Een andere behandeling is bestraling. Deze kan genezend (curatief), aanvullend (adjuvant) na een andere behandeling (bijvoorbeeld operatie) zijn, of palliatief. Bij de palliatieve behandeling wordt geprobeerd het lijden te verlichten door symptomen van de tumor of uitzaaiingen te voorkomen of te verlichten.
Wanneer er uitzaaiingen in het lichaam zijn of de tumor te groot is om te behandelen met een operatie of bestraling kan chemotherapie gegeven worden. Het doel van de behandeling kan curatief zijn, maar is bij uitzaaiingen meestal palliatief.
De gemiddelde overlevingsduur bij een patiënt met longkanker is zonder behandeling zes maanden. Na een operatie is 40% na vijf jaar nog in leven, na bestraling 5-10% en na chemotherapie 1%. De prognose is dus niet gunstig.

3.7.3 DE SPECIFIEKE ZORG VOOR DE CLIËNT MET KANKER

De verzorgende heeft een grote kans cliënten met kanker tegen te komen in haar werk. Soms als bijkomende aandoening bij mensen die al in zorg zijn. Naarmate mensen ouder worden, is de kans op het krijgen van een vorm van kanker immers steeds groter. Mensen kunnen echter ook zo ziek worden van kanker, dat zij hulp nodig hebben bij de zorg, omdat het ze zelf niet meer lukt.

ADL

Afhankelijk van de ernst van de ziekte moet hulp worden geboden bij de ADL. Soms is dit tijdelijk nodig, omdat iemand zo ziek is geworden door de behandeling dat het niet lukt om zichzelf te verzorgen. Als de cliënt na verloop van tijd weer wat herstelt van de behandeling, kan deze het misschien wel weer zelf doen. Het is goed steeds te vragen naar de mogelijkheden en de wensen van de cliënt en daar het zorgplan op af te stemmen.

Huidverzorging

De huid kan veel te lijden hebben door bestraling. Een goede, zorgvuldige en voorzichtige verzorging is daarom belangrijk, zeker van de huid ter plaatse. Zachtjes wassen, zonder zeep, deppend drogen en insmeren met een niet-geparfumeerde lotion of zalf is het beste voor de zeer gevoelige huid.
Een enkele keer ontstaat er een wond op de huid ten gevolge van de bestraling. Deze wond lijkt op een brandwond en is een complicatie van de behandeling. Het is een lastige en erg gevoelige wond en het is raadzaam om voor de behandeling ervan overleg te hebben met een deskundige op dit gebied. Dat kan de behandelend arts zijn, een wondverpleegkundige of een oncologieverpleegkundige.
De conditie van de huid kan met de conditie van de cliënt achteruitgaan, door de behandeling of door de ontwikkeling van de ziekte. Decubituspreventie is dan een belangrijk aandachtspunt.

Mondverzorging

Mensen met kanker hebben vaak mondproblemen. Chemotherapie veroorzaakt vaak misselijkheid, braken en ontsteking van het mondslijmvlies (stomatitis). De verzorgende moet zorgen voor een goede en regelmatige mondverzorging, of dit thuis voordoen aan de mantelzorgers, zodat de pijn en het ongemak enigszins worden verzacht. Het is raadzaam de mondverzorging op te nemen in het zorgplan. Omdat het niet direct in het zicht is, is de mondverzorging iets dat gemakkelijk wordt vergeten.

Voedingsadviezen

Het is vaak moeilijk voor een cliënt met kanker om in een goede voedingstoestand te blijven.
Door de vermoeidheid die hoort bij kanker, is de eetlust vaak verminderd. Misselijkheid als bijwerking van chemotherapie maakt dat er niet beter op. Als er dan ook nog mondproblemen bij komen, wordt het eten een kwelling en iets om tegenop te zien. Ook als gevolg van de

chemotherapie verandert soms de smaak van de cliënt. Wat hij vroeger erg graag lustte, krijgt hij dan soms met geen mogelijkheid meer weg.

Medicijnen

Mensen met kanker krijgen vaak medicijnen tegen de pijn. Dit zijn bij ernstige pijn vaak opiaten. Dit zijn sterke pijnstillers, maar ze hebben veel bijwerkingen; met name treedt obstipatie op. Vandaar dat ook altijd laxeermiddelen gebruikt moeten worden. In het begin van de behandeling kan jeuk ontstaan, maar ook kunnen hallucinaties optreden. De medicijnen moeten op een vast tijdstip genomen worden en niet als de pijn niet meer te houden is.
Voedingsadviezen kunnen zo nodig in overleg met een diëtiste worden vastgesteld. Geprobeerd wordt om de voeding en drank zo aantrekkelijk mogelijk aan te bieden. Kleine porties, niet te sterk gekruid, eventueel dik vloeibaar omdat dat gemakkelijker wegslikt en extra calorierijke voeding zijn enkele mogelijkheden die in goed overleg met de cliënt kunnen worden aangeboden. Soms moet worden overgegaan op sondevoeding, omdat dat de enige manier is om nog voldoende voedingsstoffen binnen te krijgen.
In de laatste fase wordt ook wel overgegaan op een 'wensdieet'. De zieke mag dan aangeven waar hij trek in heeft en daar wordt dan voor gezorgd. Ook wanneer dat afwijkt van wat doorgaans in een zorginstelling of thuis aan een zieke wordt gegeven. Denk aan een glaasje bier, een moorkop, een haring of een garnalencocktail.

Uitscheidingspatroon

Als bijwerking van de behandeling (bijv. bestraling in het buikgebied) kan de cliënt last hebben van aanhoudende diarree. In een terminaal stadium is de cliënt vaak incontinent van urine en ontlasting. Mensen vinden dit vaak erg gênant en ervaren het als een bewijs van definitieve aftakeling. Goede verzorging bij dit probleem kan bestaan uit gebruik van het juiste incontinentiemateriaal, regelmatig aanbieden van de po(stoel), een goede hygiëne en decubitusbestrijding. Daarnaast is het belangrijk aandacht te besteden aan de gevoelens van de cliënt en deze bespreekbaar te maken. Denk steeds aan voldoende privacy.

Activiteiten en bewegen

Veel kankerpatiënten hebben last van vermoeidheid. Vaak begint deze op te treden tijdens de behandelingen, die meestal erg belastend zijn voor het lichaam (chemotherapie, cytostatica, bestralingen). De cliënt doet er goed aan te luisteren naar zijn lichaam, maar ook weer niet alleen maar stil in bed te gaan liggen. De verzorgende kan helpen bij het

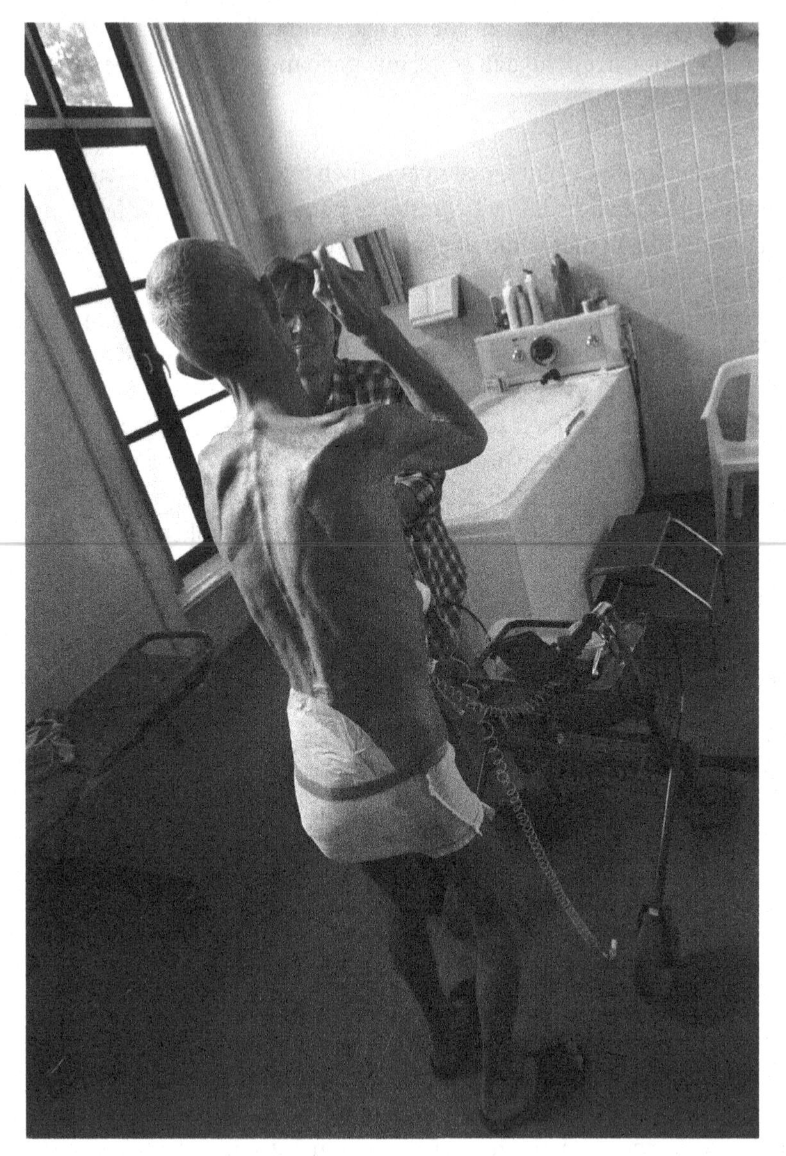

Figuur 3.14 *Mensen met kanker krijgen vaak te maken met verminderde eetlust en gewichtsverlies.*

vinden van evenwicht tussen rust en activiteit. In de thuissituatie moet de mantelzorg ook worden geïnformeerd en begeleid over hoe om te gaan met de vermoeidheid en het gebrek aan energie.

Slapen en rusten

Wanneer een cliënt door de pijn, door de angst of de ongerustheid niet kan slapen, terwijl hij wel moe is, is het zaak dat daar wat aan gedaan wordt. Als de verzorgende dit merkt, kan ze dit bespreken en de behandelend arts vragen om de juiste medicijnen voor te schrijven. Een rustige omgeving en prettig gezelschap kunnen ook heel goed zijn.

Psychosociale zorg

De diagnose kanker is voor de meeste cliënten een enorme schok. Hoe mensen daarop reageren, verschilt van persoon tot persoon. Sommige mensen verwerken alles het liefst in zichzelf, anderen praten er juist veel over. De verzorgende kan de eerste zijn om te merken dat iemand hulp nodig heeft bij de verwerking. Uiteraard kan zij daar zelf ook een rol in spelen. Ook kan zij voorstellen om daar een deskundige voor in te schakelen. Gedacht kan worden aan bijvoorbeeld een pastoraal werker, maatschappelijk werker of geestelijk verzorger.
Lotgenotencontact en patiëntenvereniging kunnen een belangrijke rol spelen in het verkrijgen van informatie en voor het verwerkingsproces. Er zijn in Nederland voor bijna elke vorm van kanker patiëntenorganisaties te vinden.

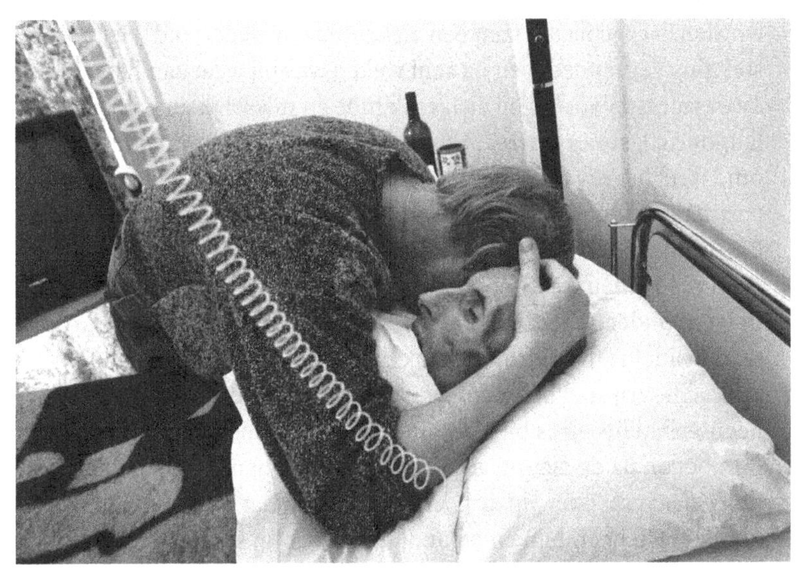

Figuur 3.15 *Gevoelens omtrent het naderende einde.*

Ondersteuning mantelzorg

Zeker wanneer genezing niet mogelijk blijkt en het naderende einde van het leven onder ogen moet worden gezien, heeft niet alleen de cliënt, maar ook de naaste omgeving het zwaar.
Zij willen hun dierbare vaak steunen en helpen waar het maar kan, maar hebben zelf ook verdriet om het naderende verlies. Steun van de

professionele hulpverleners, zoals de betrokken verzorgenden, kan veel verschil maken. Maar zij kunnen ook een beroep doen op psychosociale ondersteuning.
Soms wordt de verzorging van de zieke in de thuissituatie te zwaar voor de mantelzorg, bijvoorbeeld omdat in de nacht ook zorg nodig is. Dan kunnen vrijwilligers worden ingezet ter ondersteuning, zodat de mantelzorger wel een goede nachtrust kan hebben. Helaas zijn zulke vrijwilligers niet overal voldoende te vinden. Het werven en inzetten van deze vrijwilligers gaat via de plaatselijke vrijwilligerscentrale.

3.8 Aids

Casus Bart van Welen

Bart van Welen (45 jaar) is directeur van een klein ICT-bedrijf. Voor zijn werk is hij zeven jaar geleden naar Nigeria geweest. Hij raakte daar betrokken bij een ernstig auto-ongeluk. Het was nodig dat hij daar een bloedtransfusie kreeg. Na twee weken kon hij worden overgeplaatst naar een ziekenhuis in Nederland. Het herstel ging voorspoedig en na acht weken was hij weer aan het werk. Twee jaar later voelde hij zich vaak moe en misselijk en had hij langdurig last van diarree. Hij dacht zelf aan oververmoeidheid, omdat hij het erg druk had gehad. Op aandringen van zijn zakenpartner is hij toch naar de huisarts gegaan met de klachten. Bloedonderzoek is een van de dingen die gedaan werden om erachter te komen wat de oorzaak van de klachten zou kunnen zijn. Er werd onder andere een hiv-test gedaan. Hieruit bleek dat Bart seropositief is. Natuurlijk schrok hij heel erg; dit had hij nooit verwacht. Vrij snel bleek dat de bloedtransfusie die hij in Nigeria heeft gehad het virus bij hem binnen moet hebben gebracht.
Bart begon na de diagnose gelijk met medicijnen. Dat heeft hem nog een aantal jaren op de been en zelfs aan het werk kunnen houden. Hij heeft bijna niemand verteld dat hij seropositief was, uit angst voor de vooroordelen in zijn omgeving. Ook was hij bang dat mensen hem zouden gaan ontwijken uit angst om zelf besmet te raken.
Inmiddels heeft zijn lichaam de strijd opgegeven en krijgt hij steeds meer verschijnselen van aids. Hij voelt zich ziek en zwak, is erg afgevallen en heeft een longontsteking. Omdat hij zich niet meer zelf kan verzorgen, komt de verzorgende van de thuiszorg bij hem. Hij weet zelf veel over de ziekte en heeft daar niet veel

over te vragen. Wel praat hij veel over hoelang hij nog te leven zal hebben en hoe hij het allemaal zou willen bij zijn begrafenis. Bart woont alleen.

3.8.1 HIV EN AIDS

Hiv is het virus dat aids veroorzaakt. Het virus heet het *humane immunodeficiëntievirus*. Het virus zorgt voor een tekortschieten van de afweer; het afweer- of immuunsysteem van het lichaam gaat minder goed werken. Dit komt omdat het virus bepaalde witte bloedcellen (lymfocyten) binnendringt om zich daar te vermenigvuldigen. Deze lymfocyten spelen een belangrijke rol bij het activeren van de afweer, wanneer micro-organismen het lichaam binnendringen. Als de nieuwe virussen de witte bloedcellen weer verlaten gaan deze cellen ten gronde. De virussen gaan nu weer nieuwe witte bloedcellen opzoeken om zich te vermenigvuldigen. Gelukkig worden per dag miljoenen nieuwe witte bloedcellen gemaakt, waardoor het afweersysteem lange tijd goed kan blijven functioneren. Op een gegeven moment zijn er zo veel virusdeeltjes in de bloedbaan aanwezig, dat de afbraak van witte bloedcellen groter is dan de aanmaak van witte bloedcellen. Wanneer de afweer verzwakt is kunnen bacteriën, virussen, schimmels en parasieten ongehinderd het lichaam binnendringen. De kans op infecties en ook tumoren is dan groot. Die infecties ontstaan niet bij mensen met een gezonde afweer; zij zijn er niet vatbaar voor. Daarom spreekt men van gelegenheidsinfecties, ook wel opportunistische infecties genoemd. Wanneer een van deze infecties of tumoren is geconstateerd, wordt de diagnose aids gesteld.
Aids staat voor *acquired immunodeficiency syndrome*. *Acquired* wil zeggen: verkregen, tijdens het leven opgelopen; *immuno* duidt op het immuun-, afweersysteem; *defiency* betekent tekort; *syndrome* verwijst ernaar dat de aandoening wordt gekenmerkt door een verzameling symptomen, die vaak in vaste combinatie voorkomen (syndroom).

Wereldwijd leven 33 miljoen mensen met hiv, waarvan er jaarlijks 2 miljoen sterven. In 2010 waren er 2,7 miljoen nieuwe patiënten, waarvan ongeveer 67% in Afrika ten zuiden van de Sahara.
In Nederland is het aantal mensen met hiv al jaren stabiel, maar toch overlijdt elke twee weken iemand aan aids. Er waren in 2010 in Nederland 13.000 mensen onder behandeling voor aids en er werd bij 1198 mensen voor het eerst de diagnose gesteld; twee derde van de mensen met hiv in Nederland zijn mannen met homoseksuele contacten. On-

geveer 40% van de met hiv besmette mensen weet niet dat zij de ziekte heeft.

Hiv kan het lichaam binnenkomen via de bloedbaan (bloedtransfusie, in de aders gebracht via besmette naalden) en via seksuele contacten via vaginaal vocht, menstruatiebloed, sperma of voorvocht. Anaal geslachtsverkeer geeft een groter risico op besmeting, omdat hierbij heel kleine scheurtjes in anus en endeldarm ontstaan, waardoor het virus gemakkelijker kan binnendringen. Een vrouw met hiv kan tijdens de zwangerschap en de bevalling het virus aan haar kind overdragen; ook kan zij het later met de borstvoeding doorgeven.
Wanneer iemand met hiv is geïnfecteerd, gaat de afweer het virus bestrijden. De geïnfecteerde cellen worden door de geactiveerde afweer opgeruimd en er worden afweerstoffen (antistoffen) gevormd, die moeten voorkomen dat het virus meer cellen gaat aanvallen. Het duurt 3-6 maanden voordat er antistofen gevormd zijn. Vervolgens blijven deze levenslang in het bloed aanwezig. Met een bloedtest (aidstest) kunnen deze antistoffen worden aangetoond. Zijn de antistoffen aanwezig (bloedtest is positief), dan is de persoon seropositief. Iemand die seropositief is hoeft niet ziek te zijn, maar hij kan wel weer iemand besmetten met het virus. Sommige mensen blijven heel lang gezond. Hoelang het duurt voordat iemand verschijnselen van aids heeft is moeilijk te zeggen; dat kan twee, maar ook tien jaar duren.

Verschijnselen

De acute hiv-infectie ontstaat korte tijd na de besmetting. Er kan een griepachtig of 'Pfeiffer-achtig' beeld ontstaan, één tot zes weken na de besmetting. Dit duurt enkele dagen of twee weken. Symptomen zijn koorts, spierpijn, hoofdpijn, malaise, keelpijn en misselijkheid. De klachten zijn meestal zo gering dat ze vergeten worden. In dit stadium zijn nog geen antistoffen aantoonbaar.
Vervolgens ontstaat de fase van het symptoomloos virusdragerschap. Er zijn geen verschijnselen, maar de persoon is wel seropositief. Er is wel vermenigvuldiging van het virus, maar de afweer werkt nog. Er is sprake van een situatie waarbij tegelijkertijd op de gaspedaal (de vermenigvuldiging van virussen) en op de rem wordt getrapt (het maken van antistoffen en nieuwe witte bloedlichaampjes).
Er is sprake van aids als een of meer opportunistische infecties of een tumor die verband houdt met hiv, aanwezig is. Als de diagnose gesteld is, leidt dit zonder behandeling binnen drie jaar tot de dood.
Allerlei infecties kunnen voorkomen: van stomatitis, ontsteking van de slokdarm door een schimmel (candida), longontsteking en hersen-

vliesontsteking tot ontstekingen van het maagdarmkanaal enzovoort.
De verschijnselen zijn dan ook: enorme moeheid, nachtzweten, veel gewichtsverlies, koorts, hardnekkige diarree, kortademigheid, slikproblemen enzovoort.
Ook uitgebreide huidafwijkingen komen voor: van ernstige gordelroos, zeer uitgebreide herpesinfecties op huid en slijmvliezen tot bacteriële huidinfecties zoals steenpuisten.
Ook neurologische symptomen komen voor, bijvoorbeeld pijnlijke gevoelsstoornissen (polyneuropathie) aan de voeten, waarbij de patiënt het gevoel heeft op watten te lopen. Aidsdementie kwam vroeger veel voor, maar door de behandelingsmogelijkheden met hiv-remmers tegenwoordig maar zelden.

Tumoren die onder andere in verband gebracht worden met aids zijn lymfeklierkanker en het Kaposi-sarcoom. Dit is een tumor die uitgaat van de bloedvaten en kan op enkele plekken of overal op de huid aanwezig zijn. De huidafwijkingen zijn paars/rood, vlak of iets verheven, niet pijnlijk en niet jeukend. De voorkeurlokalisatie is het gehemelte. Ook kan de tumor optreden in longen en darmen, waar het aanleiding kan geven tot bloedingen.

Behandeling

Hiv-remmers zijn medicijnen die vermenigvuldiging van het virus tegengaan. Er zijn verschillende groepen medicijnen. Zo probeert een groep te verhinderen dat het virus de cel kan binnengaan om zich te vermenigvuldigen, een andere groep gaat de vermenigvuldiging in de witte bloedcel tegen en nog een andere groep probeert te voorkomen dat het virus de cel verlaat. Er zijn nog geen medicijnen die ervoor zorgen dat het virus gedood wordt en verdwijnt, maar de behandelingsmogelijkheden zijn tegenwoordig zo goed, dat er niet langer sprake is van een meteen dodelijke ziekte, maar van een chronische ziekte.
Om het virus zo goed mogelijk te remmen wordt een combinatietherapie gegeven, met meestal drie en soms vier verschillende soorten medicijnen. Als de behandeling is gestart zal het aantal virussen in het bloed dalen en meestal het aantal witte bloedcellen toenemen.
Het afweersysteem kan zich weer herstellen. Sinds in 1996 deze combinatietherapie in Nederland is gestart, is het aantal sterfgevallen ten gevolge van aids afgenomen en zijn de gelegenheidsinfecties duidelijk verminderd, evenals het aantal tumoren en de aidsdementie. De gemiddelde leeftijd van mensen met hiv stijgt.
Het is echter een zware en langdurige behandeling en één op de zes mensen die worden behandeld met hiv-remmers heeft ernstige bij-

werkingen, zoals suikerziekte (diabetes mellitus), een veranderde vetverdeling in het lichaam (lipodystrofie) en een hoog cholesterol/vetgehalte in het bloed, met meer kans op een hartinfarct. Misselijkheid, diarree, vermoeidheid en snelle stemmingswisselingen komen bij 50% van de behandelde mensen voor.
De medicijnen moeten nauwgezet volgens voorgeschrift (dosis, frequentie en eventuele innamevoorschriften zoals met/zonder eten) worden ingenomen om ongevoeligheid (resistentie) van het virus tegen het medicijn te voorkomen.

3.8.2 DE ZORG VOOR CLIËNTEN MET AIDS

Als verzorgende zul je cliënten met aids vooral ontmoeten in de thuissituatie of in een verpleeghuis. Opname in het verpleeghuis van deze cliënten heeft verschillende redenen. Infecties kunnen steeds beter bestreden worden en de levensverwachting na een besmetting is steeds langer geworden. Wanneer de aidsverschijnselen ernstiger worden, blijkt het voor mantelzorgers of professionele thuiszorgorganisaties lang niet altijd mogelijk om voldoende in te spelen op de specifieke zorgproblemen van deze cliënten. Opname in het verpleeghuis is dan een mogelijkheid.
Het ziekteverloop is grillig. Het ene moment kan de cliënt absoluut niets meer en het andere moment kan hij zich redelijk redden. De conditie van de cliënt en de situatie waarin deze zich bevindt zijn bepalend voor de zorgverlening.
Naast de verpleegtechnische aspecten wordt aan voorlichting en de houding van de verzorgende naar deze specifieke groep cliënten aandacht besteed.

ADL

Wat de cliënt zelf kan aan ADL hangt samen met de lichamelijke en geestelijke conditie. Wanneer de cliënt zich erg ziek en somber voelt, zal hij niet zo veel zin hebben om veel aandacht aan zijn ADL te besteden. Een deel daarvan zal dan (tijdelijk) overgenomen moeten worden door de verzorgende. Het is wel goed om te stimuleren om wel een beetje zelf te blijven doen, als dat enigszins kan. Dat om te voorkomen dat de cliënt wegzinkt in volledig nietsdoen.

Huidverzorging

Als gevolg van aids treden vaak huiduitslag en eczeem op. Ook het Karposi-sarcoom hoort bij aids, maar komt in Nederland minder vaak voor tegenwoordig. Geen van deze huidaandoeningen is besmettelijk.

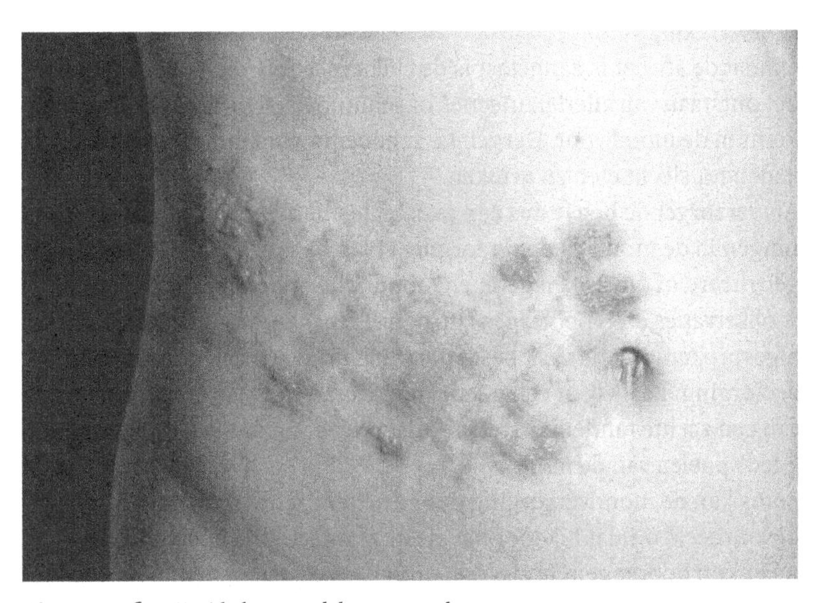

Figuur 3.16 *Bij aids kan gordelroos optreden.*

Toch hebben mensen er vaak een afkeer van, omdat het er niet prettig uitziet. Niet alleen de omgeving, maar ook de cliënt zelf kan de opvatting hebben dat huidaandoeningen 'vies' zijn of dat zijn uiterlijk onaangenaam is om naar te kijken of aan te raken. Iets anders is het als de cliënt aangeeft dat aanraking onaangenaam is omdat deze jeuk veroorzaakt. Als een negatief zelfbeeld door de omgeving (ook de verzorging) bevestigd wordt, zal de cliënt zich steeds eenzamer gaan voelen. Het is goed om te kiezen voor niet-irriterende huidverzorgingsproducten. Wanneer de cliënt veel last heeft van jeuk, is het goed om de nagels goed kort te houden. Gelukkig bestaan er middelen die de jeuk verzachten. Deze kunnen door de arts worden voorgeschreven.
De kans op het ontstaan van decubitus is aanwezig bij een cliënt met aids. Dit heeft een aantal oorzaken.
Uiteindelijk zal de cliënt weinig meer uit bed komen en steeds minder in staat zijn zelf van houding te veranderen. Andere oorzaken voor het ontstaan van decubitus zijn achteruitgang van de lichamelijke conditie en de voedingstoestand van de cliënt met aids. De gebruikelijke maatregelen ter voorkoming van het ontstaan van decubitus zijn ook voor deze cliënten van toepassing. Ook wanneer er toch decubitus is ontstaan, gelden de bekende maatregelen.

Mondverzorging

Omdat de afweer is aangetast is de cliënt met aids veel gevoeliger voor het ontstaan van allerlei infecties of schimmels. Een aantal daarvan komt in de mond voor. Dergelijke aandoeningen kunnen onder meer leiden tot slecht eten en drinken.
Als verzorgende heb je dus een taak bij het herkennen van aandoeningen in de mond en de verzorging ervan. Je moet weten hoe een geïrriteerd of ontstoken gebit en mondholte eruitzien. Op basis van je observaties en rapportages kan dan een passend beleid worden afgesproken. Dit zal vaak bestaan uit medicatie en een goede mondverzorging. Basis voor een goede mondverzorging vormen het gebruik van een zachte tandenborstel, de juiste wijze van tandenpoetsen en het goed spoelen van de mond.
Soms kan de mondverzorging door de cliënt zelf verwaarloosd zijn, bijvoorbeeld omdat hij door het ziektegevoel de kracht ervoor niet meer kon opbrengen. Je ziet dan droge, gebarsten lippen. Bijkomende aspecten als koorts en mondademhaling kunnen de mond ernstig uitdrogen, beschadigen of ontsteken. Door de pijn die dit veroorzaakt, kan de cliënt vrijwel niet kauwen of slikken.

Therapietrouw

Therapietrouw bij hiv-medicatie is heel belangrijk; het bepaalt voor een groot deel het slagen van de behandeling. Toch is het in de praktijk vaak een probleem. Patiënten die hun ziekte moeilijk accepteren zijn vaak minder therapietrouw. Een lage therapietrouw kan leiden tot resistentie tegen het middel, al verschilt dat per geneesmiddel. Ook kan kruisresistentie ontstaan, dat wil zeggen andere, vergelijkbare hiv-remmers worden ook onwerkzaam. Ondersteuning van de therapietrouw is dus van groot belang. Hierbij speelt de hiv-consulent een belangrijke rol. Het is belangrijk dat vaste medicatietijden worden aangehouden, vaak eenmaal daags, maar ook driemaal daags is mogelijk. Sommige medicijnen moeten op een nuchtere maag genomen worden (in verband met de bijwerkingen). Andere moeten bij het eten ingenomen worden.

Zelfmanagement

Afhankelijk van de cliënt en de situatie, gaan er vaak jaren van zelfmanagement van de de hiv-besmetting vooraf aan het moment waarop de cliënt hulp nodig heeft van een verzorgende. Omdat de cliënt gewend is om zelf de regie over zijn ziekte te voeren, zal hij dit vaak willen blijven doen, ook al is hij dan zo ziek geworden dat hij hulp nodig heeft bij de verzorging.

Voedingsadviezen

Ten gevolge van darmontstekingen, mondontstekingen, koorts en algehele malaise laat de voedingstoestand van de cliënt met aids vaak te wensen over en kan hij sterk vermagerd zijn.
Voedingssupplementen (bijv. Nutridrink), kleine porties verdeeld over de dag, vermijden van voeding die misselijkheid opwekt, vloeibare voeding in plaats van vast voedsel enzovoort kunnen helpen om toch voldoende voedingsstoffen binnen te krijgen.

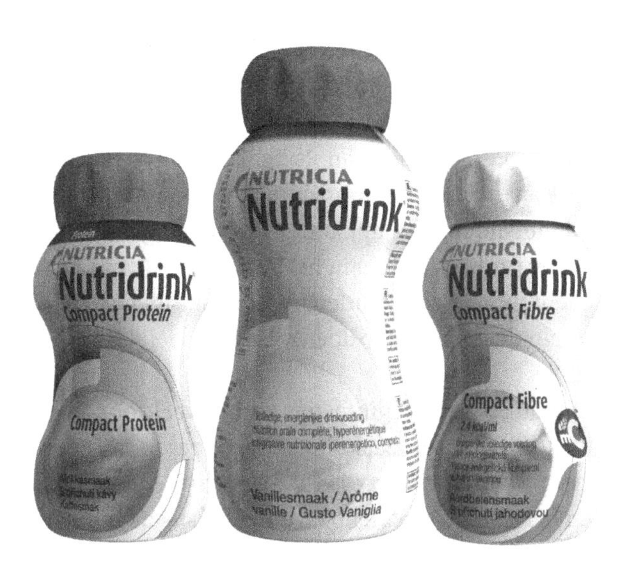

Figuur 3.17 *Met behulp van voedingssupplementen kan een patiënt toch voldoende voedingsstoffen binnenkrijgen.*

Uitscheidingspatroon

Als gevolg van aids en soms als gevolg van medicijnen heeft de patiënt met aids vaak last van diarree. Bij diarree is de patiënt bang om zichzelf en het bed te bevuilen. Daarbij kan een gevoel van schaamte ontstaan ten opzichte van de omgeving, wat de communicatie kan belemmeren. Soms kan incontinentie en als gevolg daarvan schaamte optreden. Het komt ook voor dat cliënten niet meer durven te drinken uit angst dat vocht de diarree zal verergeren.

Zowel de cliënt als de naasten kunnen door gevoelens van onmacht en (plaatsvervangende) schaamte problemen in de omgang met elkaar ervaren.
Het is belangrijk dat de vochthuishouding zolang mogelijk op peil wordt gehouden. Daarom wordt vaak een vochtbalans bijgehouden. Om uitdroging te signaleren moeten de urineproductie en de conditie van de huid geobserveerd worden.

Activiteiten en bewegen

Vermoeidheid kan ontstaan door de ziekte zelf, als gevolg van algehele achteruitgang, of door complicaties die daarbij optreden. Ook als gevolg van bepaalde medicatie kan vermoeidheid ontstaan. Daarbij kunnen 'nachtzweten' en pijn ook oorzaak zijn van een slechte nachtrust, die leidt tot vermoeidheid en lusteloosheid. De omgeving waarin de patiënt verblijft kan van invloed zijn. Is het lawaaiig of onrustig? In instellingen is er vaak sprake van voortdurend in- en uitlopen van zorgverleners. Ook huishoudelijke apparaten kunnen erg storend zijn. Verder kunnen er problemen zijn in het gezin of in de naaste omgeving die de cliënt uit de slaap houden. Allereerst is het van belang te proberen iets aan de oorzaken te doen als dat mogelijk is.

Longontstekingen en luchtweginfecties komen veel voor bij cliënten die lijden aan aids. Dit veroorzaakt hoesten, opgeven van sputum en kortademigheid. Dit belemmert uiteraard enorm de mogelijkheid tot activiteiten en bewegen. De patiënt zal dan ook steeds minder in staat zijn zichzelf te verzorgen. In overleg zal dan moeten worden vastgesteld welke activiteiten wel en niet door de verzorgende gedaan moeten worden. Medicijnen, extra zuurstof en fysiotherapie kunnen wel een (tijdelijke) verbetering van de toestand geven.

Slapen en rusten

Vaak gaat een slopende ziekte gepaard met een wijziging van het normale slaap-waakritme. Hieraan zal de verzorging moeten worden aangepast. Laat de cliënt dus rustig slapen als hij slaapt, en verzorg hem pas als hij weer wakker is. Kan hij 's nachts niet slapen, geef hem dan wat extra aandacht. In geval van nachtzweten moet ook het bed regelmatig verschoond worden.
Ook als een wijziging in het waak- en slaapritme of vermoeidheid wordt veroorzaakt door angsten, zorgen of een depressie, zal dit moeten worden besproken met de cliënt en diens naasten, of in ieder geval moeten worden voorgelegd in het multidisciplinair overleg.

Wellicht kunnen met behulp van slaapmedicatie in- of doorslaapproblemen verholpen worden.

Complicaties

Er is een hele waslijst aan complicaties die kunnen ontstaan bij aids. Bijna allemaal krijgen zij de kans toe te slaan door het verminderen van de afweer. Zie verder de beschrijving van het ziektebeeld.

Psychosociale zorg

Cliënten met aids voelen zich regelmatig sociaal geïsoleerd, speciaal wanneer hun omgeving met onbegrip op hun ziekte reageert en hen op allerlei mogelijke manieren vermijdt. Het is echter ook mogelijk dat de cliënt juist goed opgevangen wordt in zijn eigen omgeving, zeker wanneer in die omgeving aids een bekend verschijnsel is.
De diagnosen hiv-positief en aids geven aanleiding tot angst voor de toekomst. Deze angst kan betrekking hebben op een verwachte aftakeling, vermindering van aantrekkelijkheid van het lichaam, verlies van relaties, isolement, verlies van werk enzovoort.

De film *Philadelphia* (1993) laat een duidelijk beeld zien van de angst, de wanhoop en het isolement die een mens tegen kan komen wanneer de diagnose hiv-positief en/of aids wordt gesteld.

Wanneer je als verzorgende merkt dat de cliënt angstig is of zorgen heeft, kun je altijd proberen een gesprek aan te gaan om dit te benoemen. Eventueel kun je verwijzen naar een (huis)arts of de RIAGG.

Mantelzorgondersteuning

Professionele zorg wordt vaak pas ingezet als de cliënt het met zijn eigen mantelzorgnetwerk niet meer kan redden. Wat hierbij een rol kan spelen is bijvoorbeeld de (geringe) grootte van het netwerk, toename van een beroep op het netwerk door een verzwaring van de vraag en emotionele en lichamelijke uitputting. Ondersteuning van het mantelzorgnetwerk, waardoor deze het langer vol kan houden en de patiënt zo langer in de eigen thuissituatie kan blijven, is een belangrijke taak van de verzorgende.

Buddy's

In Nederland wordt vaak gebruikgemaakt van buddy's (maatjes) bij de zorg voor aidspatiënten. In principe kan iedere geïnteresseerde met een zekere emotionele stabiliteit zich hiervoor aanmelden.
De aspirant-buddy volgt na een intakegesprek een korte training, waarbij aandacht besteed wordt aan informatieoverdracht (bijv. wat is aids, hygiënisch werken), maar ook aan oefeningen in actief luisteren en de eigen gevoelens en emoties van de buddy. Een buddy is een aanvulling op de mantelzorg en op de professionele hulpverlening. Dit kan een buddy voor de aidspatiënt doen:

- taken ter ondersteuning van ADL en HDL;
- taken in de meer informatieve en zakelijke sfeer;
- taken op het gebied van de sociale omgang, begeleiding en emotionele ondersteuning.

Buddy's worden meestal ingezet in koppels van twee, zodat de een de ander kan aflossen in deze niet-eenvoudige taak.

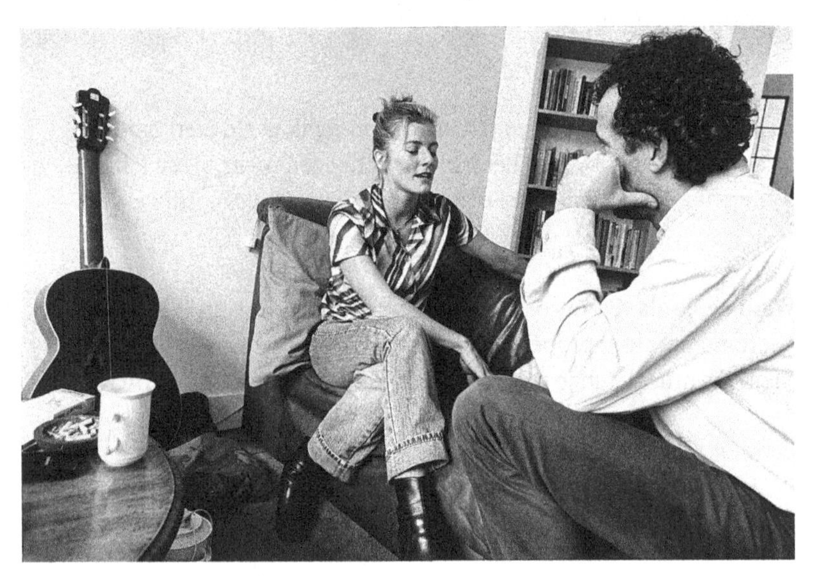

Figuur 3.18 *Aidspatiënt met buddy.*

Hygiënisch werken

Hoewel het bij alle cliënten van belang is dat er hygiënisch gewerkt wordt, is dit zeker het geval bij infectieziekten als aids, hepatitis B en tbc. Over angst voor besmetting leven ook onder hulpverleners nog altijd veel misverstanden. Dit heeft tot gevolg dat er soms maatregelen worden genomen die helemaal niet nodig zijn (bijv. weigeren om kof-

fie te drinken in de thuissituatie) en soms wordt er niets ondernomen wanneer voorzichtigheid wel geboden is.
Daarom hierna een aantal richtlijnen die moeten worden toegepast wanneer een aidspatiënt wordt verzorgd.

Richtlijnen voor verzorging van een aidspatiënt

- Was je handen voor en na de verzorging met zeep, ook wanneer handschoenen zijn gebruikt.
- Plak wondjes aan de handen af met goed afsluitende, waterafstotende pleisters.
- Bij hoestende cliënten moet je bedacht zijn op tbc en een mondmasker dragen.
- Draag handschoenen wanneer je verwacht in contact te komen met bloed of uitscheidingsproducten.
- Draag een plastic overschort wanneer de kleding flink bevuild kan raken. Mocht de kleding verontreinigd zijn met bloed of andere lichaamsvloeistoffen, verschoon deze dan direct.
- Bescherm de slijmvliezen van mond en neus met een maskertje en de ogen met een bril als er met bloed en dergelijke gespat kan gaan worden.
- Met bloed en andere infectieuze lichaamsvloeistoffen verontreinigde oppervlakken direct huishoudelijk schoonmaken met tissues of wegwerpvaatdoeken. Daarna desinfecteren met chlooroplossing (1 kopje bleekwater op 5 liter water) of met alcohol 70%. Beide stoffen doden en inactiveren het hiv-virus.
- Incontinentiemateriaal, tampons, verband, pleisters en ander wegwerpmateriaal waar bloed aan zit in een plastic zak knopen en daarna pas in een vuilniszak of container doen.

3.9 Nierinsufficiëntie

De functie van de nieren bestaat uit:
- het verwijderen van afvalstoffen;
- het regelen van de vocht- en zoutbalans;
- het aanmaken van hormonen.

In het bloed zitten allerlei stoffen die nodig zijn om het lichaam goed te laten functioneren. Het bloed transporteert bijvoorbeeld zuurstof en glucose naar de cellen. In het bloed zitten ook afvalstoffen, zoals ureum (afvalstof van de eiwitstofwisseling). Die afvalstoffen zijn scha-

delijk voor het lichaam en moeten worden opgeruimd. Dat is het werk van de nieren.
Het lichaam bestaat voor twee derde deel uit water. Het lichaam kan alleen goed werken als de hoeveelheid vocht zo veel mogelijk gelijk blijft. De nieren zorgen daarvoor. Na veel drinken produceren ze bijvoorbeeld extra urine en bij veel zweten minder. De nieren zorgen er ook voor dat de hoeveelheid zouten in het bloed binnen bepaalde grenzen blijft.
Een hormoon is een stof die in een orgaan wordt aangemaakt. Het stroomt via het bloed naar andere delen van het lichaam en zet de cellen waar het voor bedoeld is aan het werk. De nieren maken renine en erytropoëtine (epo).
Renine is een hormoon dat een rol speelt bij het regelen van de bloeddruk. Erytropoëtine stimuleert de aanmaak van rode bloedlichaampjes (erytrocyten) in het rode beenmerg. De nieren zorgen ervoor dat vitamine D, dat in de huid gemaakt wordt onder invloed van zonlicht, omgezet wordt tot werkzaam vitamine D. Dat werkzame vitamine D heeft het lichaam nodig om kalk (calcium) uit de darm op te nemen om het vervolgens met een hormoon uit de bijschildklier (parathormoon) in de botten te kunnen opnemen.
Bij een nierinsufficiëntie zijn de nieren niet meer in staat hun taken naar behoren uit te voeren. Een acute nierinsufficiëntie treedt op wanneer de nieren plotseling stoppen met werken. Deze toestand is vaak tijdelijk. De oorzaken kunnen zijn:
- ernstige verminderde doorbloeding van de nier (uitdroging, shock);
- ernstige nierziekten;
- afvloedbelemmering van beide nieren.

Een chronische nierinsufficiëntie treedt op wanneer de nieren geleidelijk hun vermogen verliezen om hun taken uit te voeren. Er zijn veel oorzaken, maar de meest voorkomende zijn diabetes mellitus (ongeveer 40% van de mensen met diabetes mellitus heeft nierproblemen) en atherosclerose, door bijvoorbeeld hypertensie.
Soms zijn mensen zich niet bewust van het feit dat hun nieren niet goed functioneren. Dat komt doordat de nieren zich bijzonder goed kunnen aanpassen. Zelfs wanneer het grootste deel van de nier niet werkt, neemt het resterende gedeelte de werking over om het verlies te compenseren.

Het is mogelijk een gezond leven te leiden met slechts één nier in plaats van de normale twee. Het is zelfs mogelijk dat iemand nog steeds geen verschijnselen heeft met slechts één nier die nog maar op

ongeveer 20% van de normale capaciteit werkt. Daardoor vertonen veel patiënten in de vroege stadia van chronische nierinsufficiëntie geen symptomen.
In de meeste gevallen beginnen mensen zich ziek te voelen wanneer hun nierfunctie tot minder dan 10% gedaald is. Giftige afvalstoffen en overtollig vocht beginnen zich in het bloed op te hopen. Een van deze afvalstoffen is creatinine (afkomstig van de spierstofwisseling). Door de hoeveelheid creatinine in het bloed te meten, wordt nagegaan hoe goed of hoe slecht de nieren werken.

3.9.1 VERSCHIJNSELEN VAN NIERINSUFFICIËNTIE

Over het algemeen zijn de symptomen van nierinsufficiëntie het gevolg van de langzame ophoping van afvalstoffen in het bloed en de geleidelijke afname van de regulerende functies van de nieren. Aangezien de symptomen van nierinsufficiëntie vaak langzaam over een langere periode verschijnen, worden ze gemakkelijk over het hoofd gezien of beschouwd als normale reacties op de spanning en de belasting van het gewone dagelijkse leven. Dat kan de diagnose en de behandeling vertragen, waardoor de nieren verder beschadigd raken.
Door de nierinsufficiëntie is er te weinig urineproductie. Dit kan ertoe leiden dat vocht zich ophoopt in de lichaamsweefsels, met oedeem en hypertensie als gevolg. Als gevolg van de overvulling kan hypertensie en decompensatio cordis optreden met dikke enkels en kortademigheid, ook kan een prikkelhoest ontstaan. Sommige patiënten hebben 's morgens gezwollen oogleden.

Ureum is een afvalstof van de eiwitstofwisseling. Het is een giftige stof, die uitgescheiden moet worden. Bij nierinsufficiëntie hoopt ureum in het bloed op (uremie) met de volgende verschijnselen:
- Geen eetlust, misselijkheid en braken.
- Metaalsmaak, slechte adem (patiënt kan naar vis ruiken of een putlucht hebben).
- Vaalgele verkleuring van de huid met jeuk (ureum kan zich ophopen in huid).
- Polyneuropathie (aantasting van de zenuwen met gevoelsstoornissen en vaak nachtelijke pijn). Ook kunnen rusteloze benen (*restless legs*) en spierkrampen ontstaan.
- Blauwe plekken en lang nabloeden: door het hoge ureumgehalte functioneren de bloedplaatjes (trombopathie) minder.
- Sufheid, slechte concentratie, verwardheid, vergeetachtigheid en uiteindelijk coma.

Hartritmestoornissen kunnen ontstaan doordat de nieren het kalium niet goed kunnen uitscheiden.
Wanneer de nierinsufficiëntie langer dan acht weken bestaat, ontstaat anemie door te weinig productie van het erytropoëtine. De patiënt ziet bleek, is zwak, rillerig, duizelig, moe en kortademig.
Door een tekort aan vitamine D is het calciumgehalte in het bloed verlaagd. Om dit op peil te houden wordt calcium aan de botten onttrokken, met als gevolg zwakte van de botten en verhoogde kans op een botbreuk (fractuur).
Bij een ernstige nierinsufficiëntie ontstaat ophoping van fosfaat in het bloed. Dit doet het calciumgehalte nog meer dalen. Fosfaat is een mineraal dat met calcium zorgt voor de stevigheid van het skelet. Een te hoog fosfaatgehalte kan botproblemen veroorzaken, het proces van atherosclerose versnellen en jeuk veroorzaken door ophoping in de huid.

3.9.2 BEHANDELING VAN NIERINSUFFICIËNTIE

Patiënten met een chronische nierinsufficiëntie moeten afhankelijk van de ernst een dieet volgen. Steun van een diëtist hierbij is van belang. De volgende beperkingen kunnen worden afgesproken:

- *Vochtbeperking bij te weinig urineproductie.* Een vuistregel is dat de patiënt per dag 500-1000 ml plus de gemeten uitscheiding mag drinken. Bij koorts of diarree 1000 ml. Bij kleine patiënten natuurlijk minder. Fruit en rauwkost bevatten veel vocht. Wegen is belangrijk.
- *Natriumbeperking ter bestrijding van hypertensie, oedeem en decompensatio cordis.* Ook worden medicijnen gegeven zoals bloeddrukverlagers (antihypertensiva) en bij vasthouden van vocht furosemide (Lasix).
- *Eiwitbeperking om verdere uremie te voorkomen.* Het dieet moet wel rijk zijn aan koolhydraten (50%) om te voorkomen dat het lichaam zijn eigen eiwitten gaat afbreken en zo toch het ureum stijgt. Eiwitrijke voedingsmiddelen zijn: dierlijke producten zoals vis, vlees, gevogelte, eieren en melkproducten en plantaardige producten zoals noten, bonen, erwten en linzen. In groente, aardappelen en brood zit minder eiwit. In thee, koffie, fruit, honing en suiker zit helemaal geen eiwit. De mate van eiwitbeperking hangt af van de ernst van de nierinsufficiëntie. Bij een streng eiwitarm dieet moeten eiwitarme dieetproducten gebruikt worden zoals eiwitarm brood en pasta's. Te weinig inname van eiwitten is ook niet goed, omdat eiwitten nodig zijn voor de opbouw van de cellen.

- *Kaliumbeperking in het dieet*. Kalium zit in gekookte aardappelen, linzen, sinaasappelsap, banaan en tomaat. Soms worden medicijnen gegeven zoals calciumpolystyreensulfonaat (Resonium A). Resonium wisselt kaliumionen in het bloed uit tegen natriumionen in de darm (ionenwisselaar), waardoor het kaliumgehalte in het bloed daalt.

In de voeding is het fosfaat meestal gebonden aan een eiwit. Door minder eiwit te eten wordt het fosfaatgehalte in het bloed dus ook beperkt. Fosfaat zit in melkproducten, vlees, vis, gevogelte, peulvruchten, noten, bier en chocolade.
Omdat de voeding altijd fosfaat bevat, kunnen medicijnen gegeven worden die verhinderen dat het fosfaat uit de darm opgenomen wordt (fosfaatbinders zoals Fosrenol). De medicijnen moeten vlak voor of tijdens de maaltijd genomen worden (hangt af van het soort medicijn). Bij een eiwitrijke maaltijd moeten meer medicijnen genomen worden dan bij een eiwitarme maaltijd.

Bij anemie kan erytropoëtine (epoëtine α, zoals Eprex) gegeven worden. De injectie wordt subcutaan toegediend. Als bijwerkingen komen regelmatig misselijkheid, gewrichtsklachten en griepachtige verschijnselen voor.
De jeuk is heel moeilijk te behandelen. Soms kunnen de klachten verlicht worden door niet-allergene zeep te gebruiken of de huid met vochtinbrengende crème te behandelen. Soms helpen antihistaminica en UV-straling. De jeuk door de bij uremie vaak optredende droge huid kan verlicht worden door de huid in te vetten, ook mentholpoeder en lanettecrème met menthol kunnen helpen.

Dialyse

Wanneer de nierfunctie zo slecht is geworden en de ziekte niet meer behandeld kan worden met dieet en medicijnen (terminale nierinsufficiëntie, de functie is minder dan 10%), kan een behandeling met dialyse ingesteld worden. De dialyse kan de nierfunctie maar voor een deel (10%) overnemen; een dieet moet dus nog worden gevolgd, evenals vochtbeperking. De nierfunctie blijft dus op een laag (stabiel) niveau en de patiënt blijft verschijnselen van zijn chronische nierinsufficiëntie houden. Hoewel de patiënten een redelijk acceptabel leven kunnen leiden, blijft het een grote belasting.
Er zijn twee vormen van dialyse: de *hemodialyse* (de kunstnier) en de *buikvliesdialyse* (peritoneale dialyse).

De Nederlander Prof. Kolff heeft in 1943 de kunstnier uitgevonden. Het eerste model bestond uit een omgebouwde wastrommel. Het principe van de kunstnier bestaat uit buisjes (capillairen) met als wand halfdoorlaatbare (semipermeabele) membranen. Deze buisjes worden omspoeld door spoelvloeistof (dialysaat). Door het concentratieverschil tussen het bloed en het dialysaat kunnen stoffen aan het bloed onttrokken worden (ureum, creatinine, kalium, fosfaat). De halfdoorlaatbare membranen laten geen grote moleculen (eiwitten) en bloedcellen door. Om ongewenst verlies van natrium en calcium tegen te gaan worden de concentraties hiervoor in bloed en dialysaat gelijk gehouden. Door een hogere concentratie in het dialysaat te veroorzaken, kunnen stoffen aan het bloed toegevoegd worden. Ook kan vocht aan het lichaam worden onttrokken.
Bij chronische hemodialyse is een permanente toegang tot de bloedbaan nodig. Hiervoor is een gewone ader niet geschikt, omdat in die ader de druk niet hoog genoeg is. Daarom wordt een verbinding tussen een ader en een slagader (een shunt) aangelegd, meestal in de onderarm. Het duurt een paar weken voordat de ader gezwollen is en dik genoeg om aangeprikt te worden. De shunt wordt meestal aan de niet-dominante arm aangelegd. De shunt is kwetsbaar en er moeten leefregels in acht worden genomen:
- geen zware voorwerpen met de shuntarm dragen;
- geen activiteiten ontplooien die de shunt kunnen beschadigen, zoals sporten;
- de huid op de plaats van de shunt beschermen, dus niet krabben of met die arm stoeien met de kat;
- de bloeddruk mag niet gemeten worden aan de kant van de shunt;
- uit de shunt mag geen bloed geprikt worden.

Ook kan door middel van een katheter toegang tot de bloedbaan verkregen worden. Een dun slangetje wordt in de slagader gebracht tijdens een kleine operatie, een gedeelte van het slangetje, ongeveer 20 cm, blijft buiten de bloedbaan en kan aangesloten worden op het hemodialyseapparaat. Wegens infectiegevaar is goede hygiëne belangrijk. Douchen en zwemmen mag niet, vandaar dat deze methode alleen voor nood wordt toegepast.
De dialyse duurt zo'n 4-5 uur gedurende 2-3 keer per week en kan in een dialysecentrum of thuis plaatsvinden. De zorgverzekering vergoedt de huur van de apparatuur.

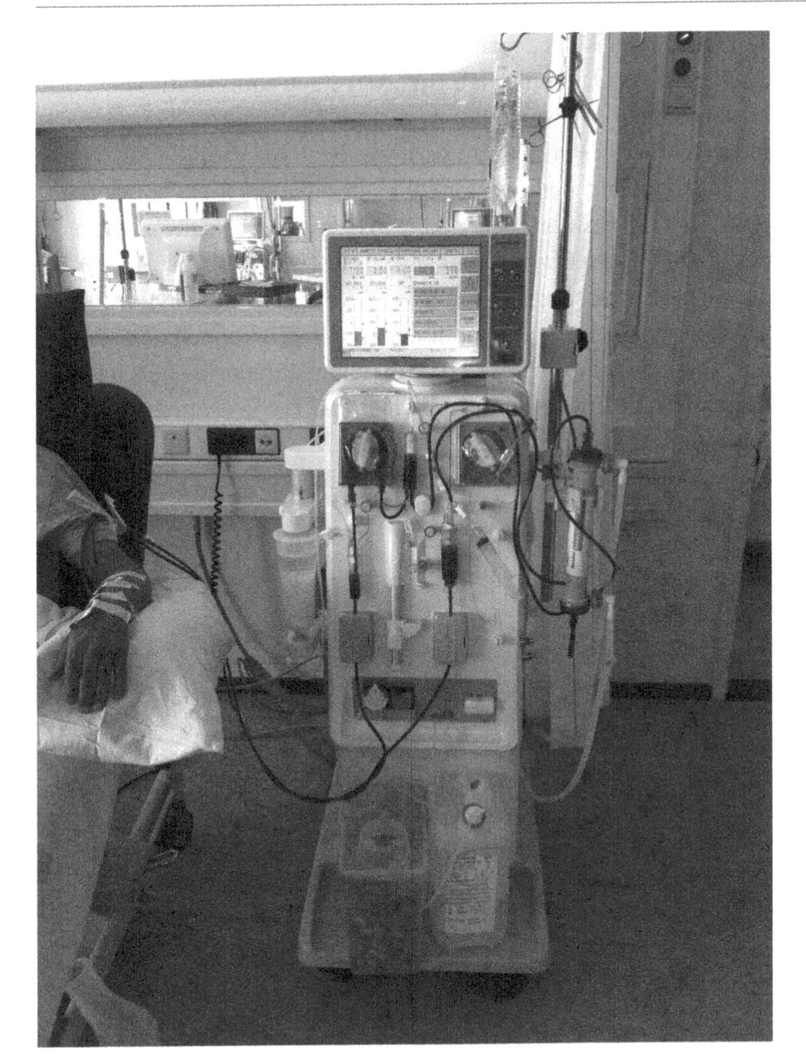

Figuur 3.19 *Hemodialyse.*

Foto: ZBC Dialyse Spaarne.

Peritoneale dialyse

Bij peritoneale dialyse (buikspoelen) wordt het buikvlies als halfdoorlaatbaar membraan gebruikt. Er wordt een slangetje in de buikholte gebracht. Via dit slangetje kan de patiënt de steriele spoelvloeistof in de buikholte brengen. Het buikvlies werkt als dialysemembraan tussen het bloed in de capillairen van het buikvlies en het spoelvocht in de buikholte. De spoelvloeistof blijft ongeveer vier uur in de buikholte en als het verzadigd is met afvalstoffen kan de patiënt het vocht laten aflopen. Hierna wordt weer nieuwe vloeistof in de buikholte gebracht.

Het grote voordeel is dat de patiënt zich tussendoor vrij kan bewegen, hij kan werken, op vakantie gaan enzovoort. Een complicatie is het optreden van een buikvliesontsteking (peritonitis).

Er zijn verschillende vormen van peritoneale dialyse:

- Bij de *continue ambulante peritoneale dialyse* (CAPD) is er voortdurend spoelvocht (bij volwassenen 2 liter) in de buikholte aanwezig. De verblijfsduur is overdag 4-6 uur voor de dagwisseling en 6-12 uur voor de nachtwisseling.
- Bij de *continue cyclische peritoneale dialyse* (CCPD) koppelt de patiënt zich 's avonds aan een toestel (cycler) dat gedurende de hele nacht automatisch de uitwisselingen verricht (3-4 cycli). Overdag blijft er continu 2 liter spoelvocht in de buikholte.
- Bij de *nachtelijke peritoneale dialyse* (NPD) blijft overdag geen spoelvocht in de buikholte.

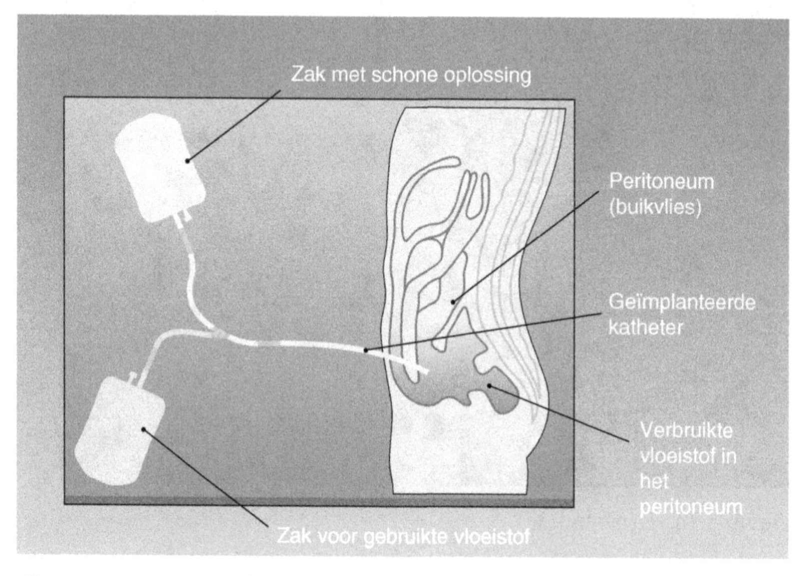

Figuur 3.20 *Peritoneale dialyse.*

Niertransplantatie

In principe kunnen alle patiënten met een terminale nierinsufficiëntie in aanmerking komen voor niertransplantatie. Ook oudere mensen en mensen met diabetes mellitus, mits er geen ernstige andere ziekten zijn. Oudere mensen hebben vaker andere gezondheidsproblemen, waardoor de kans van slagen van de ingreep kleiner is, en bij diabetes mellitus kan sprake zijn van ernstige atherosclerose.

De donornier kan afkomstig zijn van een levende gever, maar wordt meestal verkregen van een kort tevoren overledene. Het is van belang dat de nieren tot kort voor de uitneming goed doorbloed zijn geweest. Door schoonspoelen en koelen tot een temperatuur onder de 10° C blijft de nier ten minste 36-48 uur geschikt voor transplantatie.
Voor de niertransplantatie wordt onderzoek gedaan. Naast het onderzoeken van de algemene gezondheidstoestand, met speciale aandacht voor hart en bloedvaten, wordt de bloedgroep en de weefseltypering van de patiënt onderzocht. Om afstoting van de nieuwe nier bij de patiënt te voorkomen moeten de weefseltypering en de bloedgroep van de donor en ontvanger zo veel mogelijk op elkaar lijken. Vervolgens wordt de patiënt, als hij geen nier van een familielid kan krijgen, aangemeld bij Eurotransplant. Er is een tekort aan donoren en daarom is er een wachttijd. Er is een wachttijd van gemiddeld 4-6 maanden, maar als de patiënt niet veelvoorkomende weefselkenmerken heeft, kan die tijd oplopen tot jaren. Dit is een onzekere en moeilijke periode. De patiënt moet steeds bereikbaar zijn, want als een nier beschikbaar komt moet snel getransplanteerd worden.
Bij de transplantatie wordt de nier onder in de buik geplaatst en op de blaas aangesloten. Meestal blijven de oude nieren zitten, behalve als zij bijvoorbeeld geïnfecteerd zijn. Bij 73% van de patiënten werken de nieren binnen 2-3 dagen. Als dat niet het geval is moet nog gedialyseerd worden.
Om afstoting te voorkomen krijgt de patiënt medicijnen om de afweer te onderdrukken, waardoor hij helaas vatbaarder is voor infecties.

3.10 Psychiatrische aandoeningen

Wanneer gesproken wordt over chronische aandoeningen gaat het vaak over diabetes mellitus, COPD en andere lichamelijke aandoeningen, maar niet over psychiatrische ziektebeelden. De chronische psychiatrische aandoeningen, die in dit hoofdstuk besproken worden, zijn ernstige psychotische stoornissen (schizofrenie), en aanhoudende stemmingsstoornissen. Een deel van de patiënten met een dergelijke aandoening wordt regelmatig opgenomen en vervolgens met medicijnen en nazorg ontslagen. De meeste patiënten zijn dan echter niet genezen. Een deel van hen onttrekt zich aan de zorg en na verloop van korte of lange tijd ontstaat overlast voor buren, familie enzovoort ('het loopt uit de hand') en wordt de patiënt in een crisissituatie weer opgenomen.
Chronische psychiatrische aandoeningen gaan vaak gepaard met gebrek aan zelfredzaamheid en hulpbehoevendheid. Er moet dan hulp

worden geboden bij huisvesting, geldzaken en dagbesteding. Er kan tegelijkertijd sprake zijn van verslaving aan alcohol of drugs en/of verschillende lichamelijke aandoeningen. Het zelfstandig functioneren zonder hulp is dan niet mogelijk; er ontstaat vervuiling van de woning en ernstige overlast voor de omgeving.

3.10.1 SCHIZOFRENIE

Een psychose is een toestand waarbij door hallucinaties, wanen of gedrag het contact met de omringende werkelijkheid (ten dele) verloren gaat.
Een hallucinatie is een waarnemingsstoornis; de patiënt ziet bijvoorbeeld afbeeldingen of hoort stemmen die anderen niet zien of horen. De patiënt weet zeker dat het waar is, hij ziet de afbeeldingen echt en hoort echt de stemmen. Onderzoek heeft aangetoond dat de gebieden in de hersenen die geluid registreren en waar de bewustwording van het geluid plaatsvindt ook bij een hallucinatie actief zijn.

Een waan is een inhoudelijke denkstoornis, ook weer met de vaste overtuiging. Dat wil zeggen dat de persoon zeker weet dat het zo is en hij niet van dat denkbeeld is af te brengen, ook als anderen met redelijke argumenten het tegendeel bewijzen.
Schizofrenie is de ernstigste psychotische stoornis. Ongeveer 0,5% van de volwassen personen in Nederland tot 65 jaar heeft ooit te kampen gehad met schizofrenie. In Nederland gaat het om ongeveer 130.000 mensen. Het is daarmee geen zeldzame aandoening. De aandoening kan vrij acuut ontstaan (na een belangrijke gebeurtenis), maar meestal ontwikkelt deze zich geleidelijk. Het begin van de verschijnselen is dan moeilijk aan te geven, omdat de beginkenmerken zich moeilijk laten onderscheiden van gedragingen die in de puberteit normaal kunnen zijn, bijvoorbeeld: dagdromen, zich terugtrekken op eigen kamer, apathie, niets doen, overgevoeligheid.

Casus meneer De Man

De 44-jarige meneer De Man is al jaren bekend met schizofrenie. Hij heeft akoestische hallucinaties en de waan dat buren kwaad in de zin hebben. Hij woont alleen in een tweekamer huurflat en heeft geen sociaal netwerk. Hij heeft geen werk (is afgekeurd) of zinvolle dagbesteding.
De reguliere zorg komt moeizaam tot contact, want hij heeft nauwelijks ziektebesef. De inzet van bemoeizorg (bijv. vanuit GGD of FACT-team van de GGZ) is nu geïndiceerd.

Casus meneer Vriendelijk

Een vriendelijke, schizofrene patiënt kan redelijk goed functioneren, maar nu staakt hij de voorgeschreven psychofarmaca om diverse redenen (bijwerkingen, niet ziek willen zijn). Vervolgens ontwikkelt zich een psychose.

De volgende verschijnselen kunnen bij schizofrenie optreden. Het is absoluut niet zo dat een patiënt alle of de meeste van onderstaande symptomen vertoont. Ook worden psychotische episoden afgewisseld met rustiger perioden, waarin de symptomen minder opvallend zijn.

- *Onsamenhangende spraak*. De patiënt springt van de hak op de tak, aan de gedachtegang is geen touw vast te knopen. In minder ernstige mate is er sprake van vreemde associaties of onlogische verbanden. Soms worden abstracte begrippen concreet uitgelegd (bijv. in de kast zoeken of hij nog wel iets voelt voor zijn vriendin, een filtersigaret roken om de gedachten te filteren), soms bedenkt de patiënt nieuwe woorden of worden steeds woorden of zinnen van hemzelf of een ander herhaald. Soms is de gedachtegang versneld, maar meestal bestaat er een vertraging van het denken; er is een lange pauze voordat de patiënt antwoord op een vraag geeft.
- *Wanen*.Deze zijn het meest typerend voor schizofrenie. De patiënt denkt dat iemand of een hogere macht de baas is over zijn gedachten en gedrag, of dat hij achtervolgd wordt en dat iemand hem kwaad wil doen of doden. Ook komt het voor dat gedacht wordt dat berichten op tv en radio speciaal voor hem bedoeld zijn (zo kan gedacht worden dat een bericht wordt uitgezonden dat het einde van de wereld zeer dichtbij is). Ook kan de gedachte bestaan een profeet of iemand met zeer bijzondere gaven te zijn.
- *Hallucinaties*. De voor schizofrenie meest kenmerkende hallucinaties bestaan uit het horen van stemmen. De stem of stemmen kunnen (vaak negatief) commentaar leveren op het handelen van de patiënt of hem opdrachten geven. Soms wordt een doorlopend commentaar geleverd op alles wat hij doet.
- *Emoties*. Vervlakking van de emoties is het meest karakteristiek en ontstaat meestal in een latere fase. De emotionele reacties zijn verminderd of geheel verdwenen. Het gezicht blijft uitdrukkingsloos, de stem heeft weinig tot geen expressie en de gevoelens lijken afwezig. Soms passen de emoties niet bij de situatie, zoals onverschillig gedrag bij een ernstige emotionele gebeurtenis (bijv. overlijden van

een naaste). Soms zit de patiënt stilletjes in zichzelf te lachen of te huilen.

- *Aandachtsstoornissen.* De patiënt heeft vaak problemen met het verwerken van indrukken uit de omgeving, vooral wanneer de indrukken ingewikkeld zijn of snel op elkaar volgen. De aandacht is gestoord, dwaalt gemakkelijk af en is vaak niet lang op een onderwerp te richten. Lezen, of het begrijpen van een ondertitelde film is moeilijk of onmogelijk.
- *Bewegingsstoornissen.* Tijdens de acute periode kan een patiënt met schizofrenie erg onrustig zijn. In het latere verloop van de ziekte worden de patiënten vaak steeds minder actief, verdwijnt het initiatief en kan de patiënt apathisch zijn; soms reageert hij niet en is bewegingsloos.
- Iemand met schizofrenie kan *raar overkomen* door vreemde gezichtsuitdrukkingen en lichaamsbewegingen; het kunnen grote bewegingen zijn, die ook nog steeds maar herhaald worden. Soms kan een extreme houding, zelfgekozen, langdurig volgehouden worden (zie fig. 3.21).
- Patiënten met schizofrenie hebben vaak slechts beperkt en soms helemaal *geen inzicht in de aard van hun toestand*, ze voelen zich doorgaans niet ziek en missen dan ook behoefte tot behandeling.

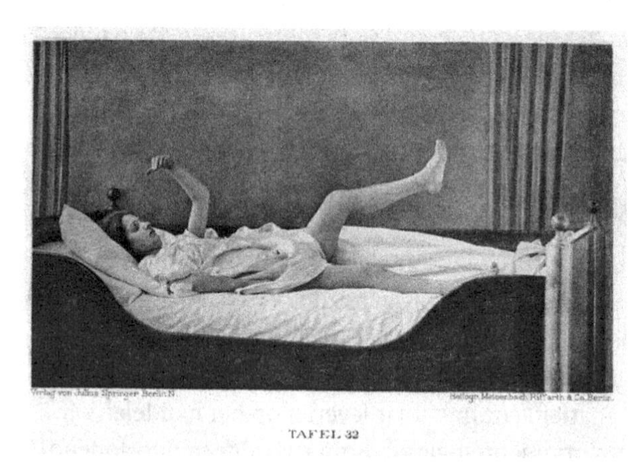

Figuur 3.21 *Vrouw met katalepsie.*

Bron: Curschmann, H. Klinische Abbildungen: Sammlung von Darstellungen der Veränderung der äusseren Körperform bei inneren Krankheiten. Berlin: Verlag Julius Springer.

Bij schizofrenie bestaan er positieve en negatieve symptomen. Positieve symptomen zijn verschijnselen die er niet zouden moeten zijn: wanen, hallucinaties en verward denken (incoherentie). Negatieve

symptomen zijn het ontbreken van gedragingen of belevingen die er normaal wel zijn, bijvoorbeeld: affectieve vervlakking, apathie en spraakarmoede. Negatieve symptomen kunnen vanaf het begin aanwezig zijn, maar ontstaan vaker na verloop van tijd. Ze zijn het duidelijkst bij chronische patiënten.
Bij een patiënt met schizofrenie is het sociaal functioneren (werk, sociale contacten en zelfverzorging) aanzienlijk beneden het hoogste niveau dat bestond voordat de ziekte ontstond. Dit kan komen omdat de schizofrene patiënt geheel in beslag genomen wordt door de wanen en de hallucinaties en ook doordat hij het contact met de omgeving kwijt is geraakt. Dat in lagere sociale klassen meer patiënten met schizofrenie aanwezig zijn, komt omdat zij op de sociaal-maatschappelijke ladder afzakken of omdat ze de vaardigheden missen om carrière te maken.

Oorzaken

Schizofrenie kan op elke leeftijd voor het eerst optreden, maar zelden voor de puberteit en na de middelbare leeftijd. Het risico voor mannen en vrouwen is hetzelfde, maar de leeftijd waarop de stoornis voor het eerst duidelijk wordt ligt voor vrouwen hoger (25 tot 35 jaar) dan voor mannen (15 tot 25 jaar).
Schizofrenie is een complex ziektebeeld, dat niet één enkele oorzaak heeft. Tegenwoordig gaat men uit van het kwetsbaarheid/stressmodel. Schizofrenie is het resultaat van een ingewikkeld samenspel tussen een specifieke gevoeligheid en belastende factoren (drugs, extreme stress en uitsluiting). Belastende factoren hebben vaak een uitlokkende invloed. Zonder de aanwezigheid van een specifieke kwetsbaarheid ontstaat geen schizofrenie. De kwetsbaarheid is in aanzienlijke mate erfelijk bepaald en komt in de ene familie vaker voor dan in de andere. Veel drugs kunnen psychotische verschijnselen uitlokken. Mensen met een erfelijke aanleg voor schizofrenie kunnen psychotisch worden van cannabis, LSD en pepmiddelen zoals amfetamines, cocaïne en xtc.

Behandeling

Schizofrenie is niet te genezen, maar de acute psychotische verschijnselen (hallucinaties, wanen, angst en verwarring) zijn goed te behandelen met medicijnen (antipsychotica). Ook hebben de medicijnen een kalmerende werking. Antipsychotica hebben vooral invloed op de positieve symptomen (wanen, hallucinaties), maar de meeste niet op de negatieve symptomen (vervlakking, apathie, gedachte- en spraakarmoede). Tot de klassieke antipsychotica behoren haloperidol (Haldol) en broomperidol (Impromen). Bewegingsstoornissen zijn een veelvoorkomende bijwerking. Tot de moderne antipsychotica behoren

olanzapine (Zyprexa) en risperidon (Risperdal). Deze medicijnen veroorzaken minder bewegingsstoornissen, maar geven een hongergevoel en leiden tot gewichtstoename. Clozapine (Leponex) tot slot is een antipsychoticum dat alleen wordt toegepast als andere medicijnen niet voldoende werken. De reden hiervoor is dat clozapine een potentieel gevaarlijke bijwerking heeft, namelijk een daling van het aantal witte bloedlichaampjes in het bloed. Hierdoor neemt de weerstand af. Als de patiënt plotseling koorts, keel- of kiespijn krijgt, moet meteen de arts gewaarschuwd worden. Ook moet regelmatig het bloedbeeld gecontroleerd worden.
Een voordeel van dit medicijn is wel dat het geen verschijnselen als van de ziekte van Parkinson geeft. Het is daarom goed te gebruiken bij patiënten die hiervoor gevoelig zijn.
Er is een groot verschil tussen de verschillende antipsychotica en de uitwerking op de individuele patiënt. Omdat het van tevoren niet te voorspellen is hoe het medicijn bij een individuele patiënt zal werken en welke bijwerkingen die patiënt ervaart, zal het medicijn in het begin laag gedoseerd worden.
Een nadeel van antipsychotica is dat veel bijwerkingen kunnen optreden, die erg vervelend voor de patiënt kunnen zijn. Voorbeelden van bijwerkingen zijn:
- onprettig gevoel;
- bewegingsstoornissen, onrust, spierkrampen, parkinsonisme (verschijnselen als van de ziekte van Parkinson, met bewegingsarmoede, zachte monotone stem, instabiele houding, rusttremor en stijfheid van de spieren);
- gewichtstoename, met als mogelijk gevolg diabetes mellitus en metaboolsyndroom
- droge mond, obstipatie, wazig zien, urineretentie;
- duizeligheid (lage bloeddruk bij gaan staan);
- seksuele bijwerkingen;
- hormonale bijwerkingen (menstruatiestoornissen, melkafscheiding bij zowel vrouwen als mannen).

De bijwerkingen verschillen per patiënt. Als de patiënt erg veel last heeft van de bijwerkingen kan geprobeerd worden de dosis te verlagen of een medicijn tegen de bijwerking te geven of over te gaan op een ander antipsychoticum.

Specifieke aandachtspunten voor de verzorgende

Het duurt meestal enkele weken voordat het effect van de medicijnen optreedt. Als de diagnose schizofrenie is gesteld, is het raadzaam de

medicatie te blijven gebruiken, omdat bij stoppen van de medicijnen de kans op een volgende psychose groot is. Therapietrouw en het motiveren hiervan is dus van groot belang.
Sommige antipsychotica worden eenmaal daags in tabletvorm gegeven of verdeeld over twee of drie momenten op de dag. Een aantal antipsychotica zijn ook als injectie beschikbaar. Bij zowel depotmedicatie (werkt twee of vier weken) als bij snelwerkende injecties (werkt 24-48 uur) wordt het medicijn intramusculair toegediend. Het voordeel van een depot is dat het gebruik gegarandeerd is bij personen die de medicatie niet willen of kunnen nemen. Ook zijn de bijwerkingen soms minder.
Een bekend fenomeen is dat psychotische patiënten vaak achterdochtig en wantrouwend zijn en dat zij vaak hun best doen om de medicijnen niet in te nemen.
Sommige patiënten krijgen last van de plek waar de injectie wordt toegediend (harde schijf onder de huid). Om dit te voorkomen is het belangrijk de injectieplaats af te wisselen. Als het een grote hoeveelheid is (meer dan 5 ml), is het beter de injectie over twee injectieplaatsen te verdelen. Het achteraf afdrukken of masseren van de injectieplaats heeft vaak een negatief effect.
In aanvulling op de medicijnen wordt vaak psychotherapie gegeven (cognitieve gedragstherapie) en vinden gezinsinterventies plaats. Bij de cognitieve gedragstherapie worden wanen begrijpelijk gemaakt en vervolgens besproken. De schizofrene patiënt wordt met bewondering bevraagd in de hoop dat daarmee twijfel wordt gezaaid. Dit blijkt veel beter te werken dan het confronteren met de onmogelijkheid van de wanen. In de cognitieve gedragstherapie wordt vaak gewerkt met het zogenaamde G-schema:
- gebeurtenis (wat is er gebeurd?);
- gedachte (wat dacht je toen?);
- gevoel (welk gevoel had je daarbij?);
- gedrag (welk gedrag vloeide daaruit voort?).

Wat iemand denkt over een gebeurtenis, bepaalt hoe hij zich voelt. Dit principe wordt toegepast op het denken over de wanen. Als de patiënt denkt dat de stemmen die hij hoort afkomstig zijn van een kwade macht, bijvoorbeeld de duivel, zal hij zich angstig gaan voelen, maar als hij denkt dat het horen van stemmen een symptoom van schizofrenie is, zal hij minder angstig worden.
Psychotisch gedrag heeft niet alleen invloed op het leven van de patiënt, maar ook op dat van zijn familieleden. Om thuis een leefbare situatie te laten ontstaan is samenwerking tussen de hulpverleners, de

familie en de patiënt van groot belang. Er zijn vaardigheidstrainingen waarbij familieleden leren hun houding en gedrag op de schizofrene patiënt af te stemmen en zo de schadelijke gevolgen van zijn problematische gedrag te beperken.
Gezinsinterventies bevorderen de therapietrouw, verbeteren het algemene sociale functioneren en leiden tot minder heropnamen.
Schizofrenie verstoort de sociale en beroepsmatige ontwikkeling. Het aanleren van sociale vaardigheden en het actief begeleiden naar (betaald) werk is daarom ook een onmisbaar deel van een goede behandeling.

Mensen met schizofrenie hebben vaak problemen op meerdere levensgebieden. Wonen, gezondheid, financiën, werk en sociale contacten kunnen onoplosbare problemen geven. Vaak vragen ze niet om hulp, ook al is er ondersteuning nodig. Bemoeizorg voorkomt erger en ondersteunt deze mensen waar nodig. Niet één hulpverlener, maar een multidisciplinair team is verantwoordelijk voor de zorg. Het team biedt niet alleen zorg, maar biedt ook praktische hulp bij huisvesting, werk of dagbesteding en schuldsanering. De behandeling is in principe voor onbepaalde tijd.
In de zogenaamde FACT-wijkteams (Functie Assertive Community Treatment) werken psychiaters, verpleegkundigen, verslavings- en ervaringsdeskundigen nauw samen. Zij verzorgen en behandelen langdurige, ernstig psychiatrische patiënten op het gebied van financiën, werk en zingeving. De FACT-benadering kan een opname bekorten of voorkomen, waardoor de buurt minder overlast heeft.
Patiënten met schizofrenie hebben vrijwel nooit uitsluitend de symptomen zoals eerder beschreven. Ook andere stoornissen komen veel voor: angst- en stemmingsstoornissen, alcohol- en drugsgebruik. De behandeling moet hier dan ook op gericht worden.

De lichamelijke gezondheid van patiënten met schizofrenie is meestal veel slechter dan die van de rest van de bevolking en de levensverwachting is gemiddeld 25 jaar korter. Daarom hoort het bewaken van de lichamelijke gezondheid eveneens bij de behandeling.
Mensen met schizofrenie hebben een verhoogde kans op het ontwikkelen van het metaboolsyndroom (overgewicht, diabetes mellitus en hart- en vaatziekten). Dieet- en leefstijladviezen zijn dan ook van groot belang. Ook roken zij veel meer dan de gemiddelde Nederlander. Met alle gevolgen van dien.

3.10.2 STEMMINGSSTOORNISSEN

Casus meneer Blokker
Meneer Blokker is een alleenstaande man van 57 jaar. In het verleden is hij herhaaldelijk opgenomen geweest in een psychiatrisch ziekenhuis wegens recidiverende depressies. Ook is hij bekend met alcoholverslaving. Hij heeft antidepressiva, maar is niet therapietrouw.

Een stemming is een bepaalde gemoedstoestand van een bepaalde duur. Deze stemming bepaalt hoe wij naar onszelf, de wereld, het verleden en de toekomst kijken. Een emotie is een intens, overheersend gevoel van korte duur naar aanleiding van een specifieke gebeurtenis. Bij de stemmingsstoornissen wordt een onderscheid gemaakt in unipolaire en bipolaire stoornissen. Met *unipolair* wordt bedoeld dat bij de patiënt uitsluitend depressies optreden, dus slechts één pool van de stemmingsverandering. Met *bipolair* wordt bedoeld dat de patiënt ook minstens eenmaal een manische periode heeft gehad. Zij kennen dus beide polen van de stemmingsverandering: bipolair.
Een depressieve episode verdwijnt meestal binnen een halfjaar. Na een eerste depressie is er 50% kans op een nieuwe episode. Na het doormaken van twee depressies is de kans op de volgende 70% en de kans op het ontwikkelen van weer een volgende 90% of hoger; 5-10% van de patiënten is chronisch depressief.

Bij een depressieve stemming is er sprake van een abnormale somberheid en/of abnormale lusteloosheid, ongeïnteresseerdheid en onvermogen om nog ergens van te genieten gedurende het grootste gedeelte van de dag en bijna elke dag. Het tegenovergestelde is een manische stemming, met abnormale vrolijkheid, overdreven gevoel van zelfvertrouwen en overmoed, een sterke geprikkeldheid en ontvlambaarheid. De somberheid c.q. vrolijkheid is zo intens en duurt zo lang, dat zij een adequate interactie met de omgeving in de weg staat.
Als iemand zich depressief voelt, hoeft hij nog geen depressie te hebben. Bij een depressie gaat de somberheid en lusteloosheid gepaard met nog andere symptomen.
De somberheid kan voor de patiënt voelen als verdriet, maar vaak geeft hij aan dat dit gevoel anders is dan verdriet. Bij zeer ernstige depressies komt absolute gevoelloosheid voor. De somberheid kan gepaard gaan met irritatie. Angst treedt veelvuldig bij depressie op.

Kenmerkend bij een depressie is dat de patiënt slechter kan nadenken en concentreren (moeite met lezen en tv-kijken, de draad van het verhaal niet kunnen vasthouden); ook is er vaak besluiteloosheid. Het gevoel van eigenwaarde is vaak sterk verminderd met gedachten als 'ik ben niets waard' of 'ik heb in alles gefaald'. Schuldgevoelens zijn overdreven ten opzichte van de aanleiding. De interesse en belangstelling in de omgeving is verminderd. Zaken die eerst belangrijk waren, zoals hobby's, zijn dat nu niet meer. De zin in het leven is verdwenen en gedachten aan de dood komen op. Moeheid en geen fut hebben zijn bijna altijd bij een depressie aanwezig. De depressieve persoon is stil en teruggetrokken.

Bij het vaststellen van de depressieve stoornis moeten lichamelijke ziekten zoals de ziekte van Parkinson en verminderde functie van de schildklier (hypothyreoïdie), evenals middelengebruik (alcohol, drugs of medicijnen) worden uitgesloten. In zo'n geval wordt gesproken van een stemmingsstoornis door een lichamelijke ziekte of middelengebruik.
De negatieve gedachten kunnen zo buitensporig en irreëel worden, dat er wanen kunnen ontstaan, zoals een armoedewaan, ziektewaan, schuldwaan of nihilistische waan ('niets bestaat meer, ik ben al dood'). Ook kunnen wanen ontstaan die niet passen bij de negatieve gedachten, zoals een achtervolgingswaan.

Behalve psychische verschijnselen treden ook lichamelijke verschijnselen op. Ernstige moeheid, geen trek in eten (anorexie) treden vaak op en de anorexie kan leiden tot ernstig gewichtsverlies. Ook slaapstoornissen, zoals niet kunnen inslapen (bijv. door piekeren), doorslapen ('hazenslaapjes') of te vroeg wakker worden in de ochtend en niet verder kunnen slapen, komen vaak voor. Er zijn echter ook depressieve patiënten die juist meer eten dan anders (snoepen of eetbuien) of die veel meer slapen dan gewoonlijk. De zin in seks is afgenomen (libidoverlies). De depressieve patiënt praat en beweegt vaak langzaam, maar soms is hij ook zo onrustig dat hij constant moet bewegen en niet eens meer op een stoel kan zitten (agitatie). Verder kunnen allerlei lichamelijke verschijnselen bij een depressie voorkomen: hartkloppingen, kortademigheid, obstipatie, transpireren, droge mond enzovoort. Lichamelijke pijn kan zozeer op de voorgrond staan dat een depressieve patiënt geruime tijd onderzocht wordt op lichamelijke oorzaken en niet aan een depressie wordt gedacht. Naaste familieleden herkennen een depressieve terugval vaak al aan het uiterlijk: 'Ik zie het aan zijn ogen.' Kenmerkend voor sommige depressieve patiënten is een dagschommeling, waarbij de ochtend het ergste is, terwijl 's avonds de patiënt zich wat beter voelt.

Suïcide

Vroeger werd in plaats van zelfdoding of suïcide de term zelfmoord gebruikt. Dit laatste woord houdt echter een veroordeling in. Bij zelfdoding gaat het om opzettelijk en bewust een einde aan het leven te maken. Bij een balanssuïcide vindt de zelfdoding plaats na lang overleg. Dit komt echter weinig voor. Regelmatig gaat het om een schreeuw om hulp, waarbij de persoon geen uitweg meer ziet: de dood is de enige keuze. In de meeste gevallen wordt de persoon heen en weer geslingerd tussen dood willen zijn (er vanaf zijn, de pijn stoppen) en willen leven (gered willen worden).
Zelfdoding komt veel voor. Jaarlijks doen in Nederland 94.000 volwassenen een suïcidepoging, waarvan ongeveer 1600 slagen. Daarnaast voelen 410.000 mensen zich zo terneergeslagen dat zij aan suïcide denken. Dreiging met zelfdoding moet dus altijd serieus worden genomen en niet geduid worden als aandachttrekkerij. Zelfdoding kan op elke leeftijd voorkomen, maar vaker bij ouderen. Bij mensen met een vaste relatie wordt minder vaak suïcide gezien. Vrouwen doen vaker een poging, maar mannen zijn 'succesvoller' in hun poging. Dit komt waarschijnlijk omdat mannen rigoureuzere middelen gebruiken (pistool, touw) dan vrouwen (medicatie).

De belangrijkste stap voor een depressief persoon met suïcidegedachten is met iemand praten (familie, vrienden, vertrouwenspersoon, huisarts). Als iemand suïcidegedachten heeft, is de eerste reactie van de meeste mensen om proberen te helpen. Er wordt advies gegeven, eigen ervaringen medegedeeld en geprobeerd een oplossing te vinden. Het is echter beter om te luisteren. Mensen met suïcidegedachten hebben geen behoefte aan oplossingen, maar aan een luisterend oor, aan vertrouwen.
Voordat mensen zichzelf doden, zijn er vaak waarschuwingssignalen; suïcide wordt zelden impulsief gedaan. Voorbeelden van signalen zijn:
- zaken in orde maken, zoals de kat uit huis doen, de financiën regelen, de huur opzeggen;
- roekeloos gedrag of zich terugtrekken;
- opmerkingen maken zoals 'ik maak er een einde aan, ik kan niet meer'.

Manie

De manie is in veel opzichten het spiegelbeeld, de tegenpool van de depressie: de stemming is overdreven opgewekt, uitgelaten (eufoor); de patiënt geniet met volle teugen en de eigenwaarde is verhoogd. Veel patiënten verlangen later naar het geluksgevoel van de (hypo)manie terug. De gedachtegang is versneld ('de gedachten jagen') en gaat 'van de hak op de tak'. De patiënt is overactief en onrustig en kan vaak niet meer stilzitten. Deze symptomen herinneren de naaste familieleden vaak aan een vorige manische periode. Ondanks veel minder slaap dan anders (een paar uur per nacht) voelt de manische patiënt zich meestal uitgerust. Minder slapen is vaak het eerste symptoom van een beginnende manie. Er bestaat een grote behoefte/drang om te praten en wel zo dat een ander nauwelijks aan het woord kan komen. De patiënt ziet geen gevaar en doet dingen waarvan hij na de manische periode spijt heeft of zich voor schaamt, zoals te veel geld uitgeven of seksuele activiteiten die hij anders nooit zou doen (vrijpostige seksuele toenaderingspogingen).
Als anderen hem tegenspreken of op andere gedachten willen brengen, kan de eufore stemming overslaan naar boosheid en prikkelbaarheid. Ook komt het voor dat er alleen een prikkelbare stemming aanwezig is en geen euforie of dat de stemming labiel is (snel in tranen, angstig en dan weer lachen). Evenals bij de depressie kunnen ook hier wanen (grootheidswaan met de overtuiging uitverkoren of enorm rijk te zijn) en hallucinaties optreden.

Behandeling met geneesmiddelen

De toediening van antidepressiva is noodzakelijk bij een ernstige depressie, maar kan ook toegepast worden bij een matige depressie. Er zijn verschillende soorten antidepressiva, de klassieke: clomipramine (Anafranil) en nortriptyline (Nortrilen) en de nieuwere: escitalopram (Lexapro), paroxetine (Seroxat), mirtazapine (Remeron), venlafaxine (Efexor). Allebei beïnvloeden ze de gevoeligheid van de hersencellen voor neurotransmitters, de chemische signaalstoffen in de hersenen. Antidepressiva werken verschillend per persoon. De medicijnen worden door specifieke enzymen in de lever afgebroken. De mate waarin verschilt per persoon, daarom heeft de ene persoon een hogere dosis nodig vergeleken met een ander. Dit geldt ook voor het optreden van bijwerkingen, de ene persoon heeft er meer in vergelijking met de ander. De nieuwere middelen hebben minder bijwerkingen en zijn veiliger bij overdosering. De meest voorkomende bijwerkingen zijn misselijkheid, diarree of obstipatie, slaperigheid of slapeloosheid en blauwe plekken. Ook verandering in het gewicht (toename of afname) en libidoverlies treden vaak op. De klassieke antidepressiva veroorzaken daarnaast nog een droge mond en wazig zien. Ook hebben zij een nadelig effect op het hart.

Als andere antidepressiva hebben gefaald, kunnen bij therapietrouwe patiënten de zogenaamde MAO-remmers voorgeschreven worden.
Zij hebben als bijwerking een ernstige bloeddrukstijging, met gevaar voor een hersenbloeding, duizeligheid bij opstaan, gewichtstoename, vasthouden van vocht en slapeloosheid. Bij deze medicijnen moet de persoon zich houden aan een dieet: geen gerijpte kaas, vlees, gevogelte of vis van de vorige dag, zuurkool, zware (Belgische) bieren (met gist) en sojasauzen. Een ernstige stijging van de bloeddruk kan ook optreden in combinatie met neusdruppels zoals Otrivin. In het begin van de behandeling moet gedurende drie dagen per week tweemaal de bloeddruk staand en liggend gemeten worden.
Veel antidepressiva moeten eenmaal per dag in tablet- of capsulevorm worden ingenomen. Zijn de bijwerkingen slecht slapen en onrust, dan kunnen ze het beste 's ochtends worden ingenomen. Als de bijwerking sufheid en slaperigheid is, dan kan het middel het beste 's avonds worden ingenomen.
Het antidepressieve effect treedt pas na 8-10 dagen op, terwijl de bijwerkingen meteen optreden. Wanneer overgestapt wordt op een ander antidepressivum, moet de eerste medicatie eerst gestopt worden. Na twee weken kan dan begonnen worden met het nieuwe middel. De eerste tijd kunnen de bijwerkingen erger zijn. Dit kan verminderen of verdwijnen 4-6 weken na het starten van de nieuwe medicatie. Een ernstige bijwerking is het serotoninesyndroom. Dit kan optreden bij overdosering, maar ook nadat een tweede middel is toegevoegd of bij gebruik van drugs (cocaïne, amfetaminen en ecstasy). De symptomen van dit syndroom zijn: verwardheid, bewustzijnsdaling, (hoge) koorts, spiertrekkingen, verhoogde spierspanning en tremoren. De verschijnselen kunnen plotseling of geleidelijk ontstaan. Als de medicatie gestopt is geneest de aandoening meestal spontaan. Dus als de patiënt meer dan één antidepressivum gebruikt, moet altijd op deze symptomen gelet worden.

Bij het plotseling stoppen van het antidepressivum kunnen onttrekkingsverschijnselen ontstaan. Dit zijn vaak dezelfde symptomen als die de patiënt had bij het starten van de behandeling, zoals slaap-,

maag-, darm- en psychische klachten. Daarom is het aan te raden de medicatie langzaam af te bouwen, bijvoorbeeld met 25% per maandag. Zoals eerder gezegd is een bijwerking van antidepressiva een droge mond. Speeksel speelt een belangrijke functie in de mond, zoals het reinigen van het gebit. Bij een droge mond kunnen problemen ontstaan met het spreken, slikken, de smaak, het dragen van een kunstgebit. Het mondslijmvlies en de tong kunnen geïrriteerd raken, met een brandend gevoel tot gevolg. Er ontstaan ook eerder gaatjes in tanden en kiezen, het tandglazuur wordt aangetast en ontstekingen kunnen ontstaan. Goede mondhygiëne is dus van groot belang.
Adviezen bij een droge mond:

- Verhogen van de hoeveelheid speeksel door suikervrije kauwgom of rauwkost te gebruiken.
- Zo weinig mogelijk zoete stoffen eten ter voorkoming van tandbederf.
- Vermijden van cafeïne en alcoholhoudende dranken. Zij veroorzaken ook een droge mond. Geen zure frisdranken of vruchtensappen gebruiken. Ook zij tasten het glazuur aan. Wil men dit wel drinken, dan met een rietje.
- Poets het gebit tweemaal daags met fluoridehoudende, milde, nietschuimende tandpasta zoals Zendium. Verzorg het gebit verder door middel van flossdraad of tandenstoker.
- Bij een zeer droge mond kunnen speekselvervangende middelen worden voorgeschreven zoals Oral Balance.

Sommige patiënten hebben moeite met het slikken van grote medicijnen; die krijgen ze niet weg. De meeste mensen houden bij het slikken het hoofd een beetje achterover. Dit bemoeilijkt juist het wegslikken. Beter is de patiënt te adviseren het medicijn op de tong te leggen, een grote slok water te nemen, dan het hoofd een beetje naar voren te bewegen en te slikken. Vervolgens het glas water leeg te drinken. Sommige medicijnen kunnen met melkproducten of bijvoorbeeld appelmoes genomen worden. Dit moet wel eerst nagevraagd worden bij de arts of apotheek.

Zoals eerder geschreven kunnen de moderne antidepressiva een toename van het gewicht veroorzaken. Ook kan de eetlust toegenomen zijn. De patiënt moet gestimuleerd worden om meer te bewegen; ook kan een diëtist voedingsadviezen geven. Een gezonde leefstijl is van belang (niet roken, geen alcohol).

Omdat sufheid, wazig zien en duizeligheid bijwerkingen zijn, kan de rijvaardigheid beïnvloed worden. Dit verschilt per medicijn en per persoon. Informatie is te vinden op de website www.rijveiligmetmedicijnen.nl.
Grapefruit remt de afbraak van een aantal geneesmiddelen in het lichaam. Bij gebruik van een antidepressivum kan men grapefruit beter vermijden omdat het de afbraak van het medicijn in de lever remt.

Stemmingsstabilatoren worden voorgeschreven bij bipolaire stoornissen. Lithium (Camcolit, Priadel) is het meest voorgeschreven medicijn. Andere middelen zijn: carbamazepine (Tegretol) en valproïnezuur (Depakine). Deze laatste twee medicijnen worden ook gebruikt bij epilepsie. De stemmingsstabilatoren verminderen de verschijnselen (manisch en depressief) en voorkomen een volgende manische/depressieve periode. Lithium werkt vrij snel: binnen 1-2 weken.
Bijwerkingen in het begin zijn dorst, tremoren, spierzwakte, vermoeidheid en lichte diarree. Deze bijwerkingen gaan meestal over. Bijwerkingen op langere termijn, die meestal niet verdwijnen, zijn veel plassen en dorst, gewichtstoename, verminderde functie van de schildklier en concentratie- en geheugenproblemen.
Doordat de patiënt dorst heeft gaat hij veel drinken. Het is belangrijk dat hij voldoende gedurende de dag drinkt, het liefst caloriearme dranken zoals citroen met ijswater, omdat calorierijke dranken kunnen leiden tot overgewicht en diabetes mellitus. Bij een urineproductie van meer dan drie liter per 24 uur moet de arts gewaarschuwd worden.

Ook heeft lithium invloed op de speekselproductie; goede mondhygiëne is dus gewenst, evenals het vermijden van suiker- en zouthoudende dranken.
Pijnstillers zoals Brufen en diclofenac, maar ook plastabletten (diuretica) kunnen de lithiumspiegel in het bloed verhogen.
Bij een te hoge concentratie van lithium in het bloed kan een intoxicatie ontstaan. Dit kan bij vochtverlies (zweten, koorts), maar ook als de medicatie te dicht op elkaar genomen is. De verschijnselen zijn: sufheid, spierzwakte, ongeordend bewegen (ataxie), uitspraakstoornis (dysartrie), tremoren, braken en diarree.
Lithium kan een metaalsmaak veroorzaken; om dit te voorkomen zijn sommige tabletten voorzien van een coating. De tabletten mogen niet gebroken worden; vindt de patiënt het moeilijk om ze door te slikken, dan kan het bijvoorbeeld met yoghurt ingenomen worden.

Patiënten moeten dus goed voorgelicht worden bij het gebruik van lithium:

- Lithium dagelijks op dezelfde tijd innemen;
- Een vergeten dosis niet inhalen;
- Paracetamol als pijnstiller gebruiken;
- Voldoende vochtinname en bij zweten extra zout.

Om de hoogte van de lithiumspiegel te bepalen moet regelmatig bloedonderzoek gedaan worden (12 uur na inname van de laatste dosis).

4 De revaliderende cliënt

Revalidatie is een jong specialisme dat vooral sinds de Tweede Wereldoorlog een enorme ontwikkeling heeft doorgemaakt. Dit is niet verwonderlijk, omdat door de oorlog veel mensen blijvend invalide waren geworden. Het was belangrijk voor de wereld om alle mensen toch zo goed mogelijk 'aan de slag' te krijgen, omdat er enorm veel werk moest worden verzet.

4.1 Inleiding

In dit hoofdstuk komen de revaliderende cliënten aan bod. Een aantal van de hier behandelde aandoeningen is besproken in hoofdstuk 3, bij de chronische aandoeningen. Toch zijn niet alle revaliderende cliënten mensen met een chronische aandoening, net zomin als alle chronisch zieken kunnen of moeten revalideren.
Revalidatie is erop gericht om (weer) zo zelfstandig mogelijk te leren leven. Het revalidatieprogramma kan gericht zijn op de persoonlijke verzorging, bijvoorbeeld aankleden. Ook het verzorgen van de maaltijd, het uitoefenen van hobby's of weer aan het werk kunnen gaan, kunnen doelstellingen zijn van de revalidatie.
Revalideren is alleen zinvol als er werkelijk verbetering in de situatie kan worden verwacht. Ook is een voorwaarde dat de cliënt gemotiveerd is om nieuwe vaardigheden te leren.
Lichamelijk en geestelijk moet het ook mogelijk zijn, anders is revalideren vergeefse moeite.

Ook wordt in dit hoofdstuk aandacht besteed aan wat revalideren precies is en welke zorgproblemen en aandachtspunten dat voor de verzorgende met zich meebrengt. Daarbij wordt ook kort stilgestaan bij de aspecten preventie en GVO, juridische en ethische aspecten en coördinatie en continuïteit van zorg.

4.2 Revaliderende cliënten

Wanneer iemand langere tijd nodig heeft om te herstellen van zijn ziekte of letsel, dan kan revalidatie een mogelijkheid zijn om dit herstel zo goed mogelijk te laten verlopen. Als volledig herstel niet meer mogelijk is, kan revalidatie ertoe bijdragen dat iemand een zo hoog mogelijk peil van functioneren bereikt en zo volwaardig als mogelijk deel kan nemen aan de samenleving.

Revalideren is het gecoördineerd en gecombineerd gebruikmaken van maatregelen op medisch, paramedisch, psychosociaal, arbeidstechnisch en onderwijskundig terrein, die de cliënt op de voor hem optimale plaats moeten brengen of houden. Revalideren begint in principe altijd zo snel mogelijk na het voorval dat revalideren noodzakelijk maakt. Dan zijn de beste resultaten te boeken.

Er zijn verschillende typen revalidanten te onderscheiden:

Revalidatie bij niet-neurologische aandoeningen, zoals:
- hartaandoeningen;
- longaandoeningen;
- amputatie en gewrichtsaandoeningen, bijvoorbeeld reumatoïde artritis, of na een operatie vanwege artrose;
- brandwonden.

Revalidatie bij neurologische aandoeningen, zoals:
- revalidanten met een totale of gedeeltelijke dwarslaesie (als gevolg van een wervelbreuk na een ongeluk, of ingroei van een tumor in het ruggenmerg);
- aangeboren neurologische aandoeningen, zoals bij een spina bifida (open rug);
- revalidanten met niet-aangeboren hersenletsel:
  - restverschijnselen van een CVA (zie ook hoofdstuk 3);
  - restverschijnselen na een coma (bijv. als gevolg van een ongeluk);
  - ten gevolge van degeneratieve aandoeningen als multiple sclerose of de ziekte van Parkinson (zie ook hoofdstuk 3);
  - ten gevolge van een hersentumor.

Pijnrevalidatie bij chronische pijn aan het bewegingsapparaat (leren omgaan met pijn).
Meerdere zorgverleners uit verschillende disciplines zijn betrokken bij de revalidatie van een cliënt. Natuurlijk is dat een revalidatiearts die meestal het team aanstuurt en verder:

- activiteitenbegeleider;
- diëtiste;
- ergotherapeut;
- fysiotherapeut;
- geestelijk verzorger;
- instrumentmaker;
- schoenmaker;
- logopedist;
- maatschappelijk werker;
- psycholoog;
- verzorgenden en verpleegkundigen.

Samen vormen zij het behandelteam. In overleg met de cliënt wordt het revalidatieplan opgesteld.
De verzorgenden op een afdeling zijn degenen die de cliënt 24 uur per dag meemaken als hij in een revalidatie-instelling verblijft. Belangrijke taken van de verzorging zijn de observatie en de rapportage van de vorderingen van de revalidatie. Daarnaast zal de verzorging wat de cliënt bij therapie geleerd heeft, inpassen in onder andere de ADL. Zo wordt op de afdeling het geleerde verder geoefend.

4.3 In een instelling (intramuraal) revalideren of vanuit huis

Als het mogelijk is, zal de voorkeur gegeven worden aan revalideren vanuit huis. De cliënt kan dan één of meerdere keren per week naar een revalidatiedagbehandeling gaan voor het volgen van therapie. De zorg die thuis nodig is, kan dan worden verleend door mantelzorg en/of thuiszorg.
Als revalidatie vanuit huis niet mogelijk is, zal de cliënt moeten worden opgenomen (en soms: overgeplaatst) in een revalidatiecentrum of op een revalidatie-afdeling in een verpleeghuis. In een revalidatiecentrum zijn vaak verschillende afdelingen voor groepen revalidanten met vergelijkbare aandoeningen, bijvoorbeeld orthopedie, neurologie en kinderrevalidatie. In deze revalidatiecentra verblijven vaak jongere revalidanten die een intensief programma volgen. Op de revalidatieafdelingen van verpleeghuizen verblijven vaak oudere revalidanten, die een minder intensief programma aankunnen. Hier zien we vaak alle

soorten revalidanten door elkaar, maar voornamelijk neurologische en orthopedische revalidanten.

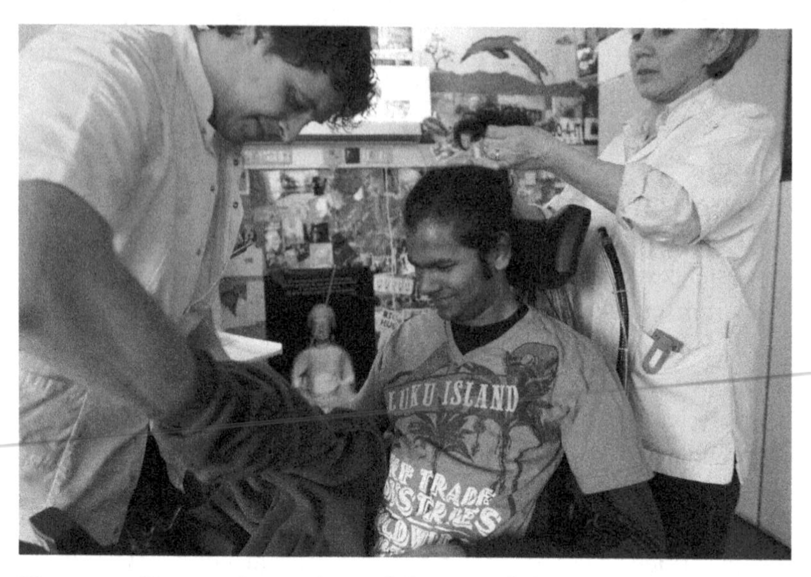

Figuur 4.1 *Verzorgenden aan het werk in een revalidatiecentrum.*

Foto: Revalidatie Nederland, Inge Hondebrink.

4.4 SAMPC-model

In de revalidatie wordt vaak een specifiek model gebruikt waarmee ook de anamnese wordt afgenomen; het zogenaamde SAMPC-model. De zorg wordt daarmee onderverdeeld in:
- somatisch;
- activiteiten van het dagelijks leven;
- maatschappelijk;
- psychisch en
- communicatie.

Veel instellingen hebben er, omdat men vond dat dat onvoldoende tot uiting kwam, nog een V aan toegevoegd, dus SAMPCV. De V staat voor voeding en vocht.

Deze onderdelen zijn van wezenlijk belang voor de revalidant. Met elkaar vormen zij de hele revalidatie. Ook resultaten van zorg en de nodige interventies kunnen hierin worden opgenomen.

naam cliënt(e)	Mevrouw de Bie	
beschrijving	Mevrouw de Bie is een 76-jarige dame met reumatoïde artritis. Momenteel maakt zij een periode van heftige activiteit van de aandoening door. Vooral haar handen zijn rood, opgezet en zeer pijnlijk. Zij heeft koorts en voelt zich door de pijn heel naar. Zij krijgt weliswaar prednison en pijnstilling, maar dat neemt niet direct alle klachten weg.	
volgens SAMPC	S	mw. heeft erg pijnlijke handen ten gevolge van de reuma
	A	mw. heeft hulp nodig bij alle ADL-activiteiten ten gevolge van pijn en krachtvermindering in de handen
	M	mw. trekt zich terug van activiteiten vanwege de pijn en dreigt daardoor in een isolement te raken
	P	mw. voelt zich somber en maakt zich zorgen over haar toekomst
	C	mw. moppert veel, is gauw boos en wil niks. Het vergt veel overtuigingskracht en geduld om mevrouw tot een gesprekje te krijgen.

Figuur 4.2 *Voorbeeld van een zorgplan op basis van SAMPC.*

4.5 Standaardzorgproblemen en -interventies in de zorg voor de revaliderende

Omdat het SAMPC-model zo veel wordt gebruikt voor de zorg in de revalidatie, wordt hieronder deze indeling ook gehanteerd. Sommige problemen met betrekking tot de revalidatie gelden voor alle doelgroepen. Als dit niet zo is, wordt aangegeven voor welke doelgroep het probleem geldt.

4.5.1 SOMATISCH

Veranderde situatie

Voordat de cliënt revaliderend werd, leek veel vanzelf te gaan (lopen, eten, opstaan enz.). Dat verandert door de beperkingen waar hij mee te maken krijgt door de aandoening. Veel revalidanten moeten hun leven anders inrichten dan voorheen; minder kunnen en meer moeten valt soms erg zwaar. Denk dan aan: minder energie hebben, meer moeten rusten, op tijd behandelingen en oefeningen doen, medicatie innemen en dergelijke. Een goed geïnformeerde cliënt, die goed begrijpt wat het nut is van de behandeling, zal beter gemotiveerd en gedisciplineerd zijn om mee te werken. Hierin is een belangrijke taak voor de verzorgende weggelegd. De veranderde situatie heeft uiteraard ook gevolgen voor het maatschappelijke en psychische aspect.

Aangepast sporten

Binnen het revalidatiecentrum kunnen cliënten met allerlei vormen van aangepast sporten kennismaken. Vaak is het actief deelnemen aan sport een mogelijkheid tot verbetering van de gezondheid en het welbevinden. Voorbeelden van aangepast sporten zijn zwemmen en rolstoelbasketbal.

Voeding en stofwisseling

De behoefte aan opname van voedsel en vocht kan per cliënt flink verschillen. Daarom is het inschakelen van een diëtist vaak nodig.
Kort na een ingrijpende gebeurtenis vallen mensen vaak af en hebben ze extra voeding nodig om op krachten te komen of te blijven. Later is het, door vaak afgenomen mobiliteit, juist de kunst om niet steeds een beetje zwaarder te worden. Daardoor zou de bewegingsbeperking nog groter kunnen worden en de verzorging van de cliënt met het toenemen van het lichaamsgewicht ook steeds zwaarder.
Om zo veel mogelijk zelfstandigheid te behouden of (weer) te verkrijgen, is het gebruik van de juiste hulpmiddelen voor eten en drinken belangrijk. Wat het meest geschikt is voor iedere cliënt wordt door de ergotherapeut aangeraden. Voor het kunnen geven van het beste advies is deze deels afhankelijk van de observaties van de verzorgende.

Obstipatie

Obstipatie is een verschijnsel dat vaak te maken heeft met verminderde mobiliteit. Het is van belang hier goed op te letten en bijtijds maatregelen te nemen. In eerste instantie zijn dat maatregelen die voor iedereen gelden: vezelrijke voeding en voldoende vocht. Indien nodig kunnen laxantia worden toegepast; dit gebeurt altijd in overleg met de arts (intramuraal).

Vochttekort

Wanneer mensen beperkt zijn in hun bewegingsmogelijkheden, zijn ze weleens geneigd minder te gaan drinken in de hoop dan minder vaak naar het toilet te hoeven. Ze zijn soms bang om niet snel genoeg bij het toilet te zijn of 'lastig' te worden gevonden. Het is een taak van de verzorgende om de cliënt erop te wijzen dat een slechte vochtbalans uiteindelijk een slechte conditie oplevert. Als het mogelijk is de cliënt zelf de vochtbalans bij te laten houden, kan dat motiverend werken om voldoende te drinken.

Incontinentie

Incontinentie is een veelvoorkomend probleem bij de revaliderende cliënt. Incontinentie wordt door de cliënten vaak benoemd als het hinderlijkste van hun aandoening. Er zijn verschillende oorzaken voor de incontinentie. Zo kan het zijn dat de cliënt de wc niet op tijd kan bereiken door de beperkte mobiliteit; dat is functionele incontinentie. Ook kan de incontinentie een neurologische oorzaak hebben; dan wordt de prikkel die moet aangeven dat de blaas vol is, niet gevoeld of komt niet goed aan. Dit komt veel voor bij neurologische aandoeningen als multiple sclerose en dwarslaesie. Wanneer cliënten voor anderen zichtbaar incontinent zijn, brengt hen dat vaak in een sociaal isolement. Het doel van de zorgverlening is de incontinentie hanteerbaar te maken.

Decubitus

Iedere cliënt met een slechte voedingstoestand en slechte conditie in combinatie met verminderde bewegelijkheid loopt het risico op het ontwikkelen van decubitus. Alle mensen die veel in de rolstoel moeten zitten en/of veel op bed liggen, behoren tot de risicogroep voor het ontwikkelen van decubitus. Dit is een probleem dat multidisciplinair moet worden aangepakt. Uiteraard liefst preventief!

Dwarslaesie

Wanneer incontinentie van ontlasting bij een dwarslaesie optreedt, kan door het regelmatig opwekken van de defecatiereflex (= lediging van de darm als onwillekeurige reactie op een prikkel) tussentijdse incontinentie worden voorkomen. Het toedienen van laxantia en het manueel verwijderen van ontlasting gebeurt alleen in opdracht van de arts.
Bij incontinentie van urine heeft een verblijfskatheter zeker niet de voorkeur. Eerder zal worden gezocht naar een oplossing in het meerdere keren per dag eenmalig katheteriseren, omdat dat de kans op het ontstaan van urineweginfecties beperkt. Voor mannen kan een condoomkatheter ook een oplossing zijn.
Later (na enkele weken) herstelt het ruggenmerg onder de plaats waar de dwarslaesie zit zich vaak. De prikkels van de blaas komen echter niet in de hersenen aan, dus de cliënt is zich van de volle blaas niet bewust. Het ruggenmerg gaat vanuit een reflex reageren om de blaas te legen. Dit is reflexincontinentie. Er zijn manieren om deze reflex op te wekken, zoals het 'kloppen' op de blaas. Daarmee kan de cliënt leren zelf het moment van legen van de blaas te bepalen. Dit vereist wel oefening, begeleiding, geduld en doorzettingsvermogen.

Collumfractuur

Gebrek aan calcium kan de genezing van de breuk en dus de revalidatie belemmeren. Deze breuk wordt het meest gezien bij ouderen door een val op de heup. Zij hebben door hun leeftijd al meer kans op osteoporose en daardoor brozere botten die eerder breken. Te weinig bewe-

ging en langdurige bedrust leiden ook tot osteoporose, dus calcium zal voldoende in de voeding aanwezig moeten zijn. Melkproducten zijn rijk aan calcium.
Decubitus is een serieus zorgprobleem, vooral bij de conservatieve behandeling van een collumfractuur.

Beenamputatie

Bij een onderbeenamputatie kunnen gemakkelijk contracturen ontstaan in het kniegewricht en bij een bovenbeenamputatie in het heupgewricht. Een goede houding in bed is daarom erg belangrijk. Hierover worden afspraken gemaakt met de arts en de fysiotherapie. Het gebruik van zandzakken en het toepassen van wisselligging kunnen goed helpen bij het voorkomen van contracturen.

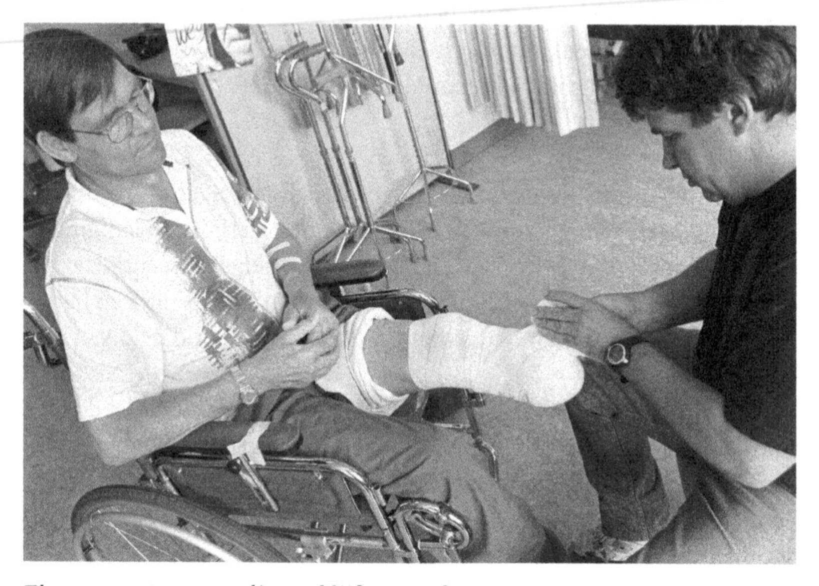

Figuur 4.3 *De stomp die overblijft na een beenamputatie moet in het begin verschillende keren per dag gezwachteld worden.*

Om het lopen met een prothese mogelijk te maken, is het belangrijk dat een goedgevormde stomp ontstaat. Om een slappe stomp met een vage vorm past geen prothese.
Daarom wordt de stomp na de operatie gezwachteld, 24 uur per dag, in een conische vorm.
Ook is het belangrijk om de huid van de stomp voor te bereiden op de druk van de prothese en het rusten van het lichaamsgewicht daarin.
Vaak wordt eerst gewerkt met een 'noodprothese' en wordt later,

wanneer de stomp goedgevormd is, een definitieve prothese op maat gemaakt.

4.5.2 ACTIVITEITEN DAGELIJKS LEVEN

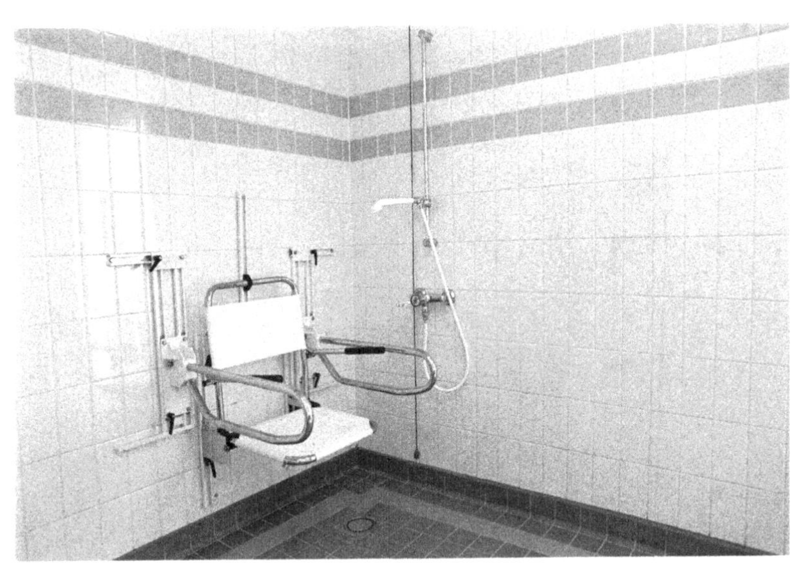

Figuur 4.4 *Doucheruimte met beugels en stoel.*

Binnen de revalidatie is alles erop gericht een zo groot mogelijke mate van zelfstandigheid te verkrijgen en/of te behouden. Daartoe zijn in de loop der jaren steeds meer aanpassingen bedacht. De meest bekende zijn wel een aangepaste badkamer, met beugels en douchestoel, en een aangepast toilet. Met deze aanpassingen kan de cliënt een zo groot mogelijke mate van zelfstandigheid in de ADL verkrijgen en behouden. Ook aanpassingen in de kleding en het gebruik van hulpmiddelen bij het aan- en uitkleden kunnen hun dienst bewijzen.
De ergotherapeut is meestal degene die met de cliënt onderzoekt welke doelen haalbaar zijn op het gebied van ADL. Zij maakt daarvoor afspraken met de cliënt en de mantelzorgers en verzorgenden. De hulp en begeleiding waarbij een revalidant het meest gebaat is, is die waarbij hij de ruimte krijgt om datgene wat hij zelf kan doen, ook te mogen doen. Ook wanneer dat meer tijd kost dan wanneer de verzorgende het 'even overneemt'. Helpen 'met de handen op de rug' is wel het motto van de zorg in de revalidatie.

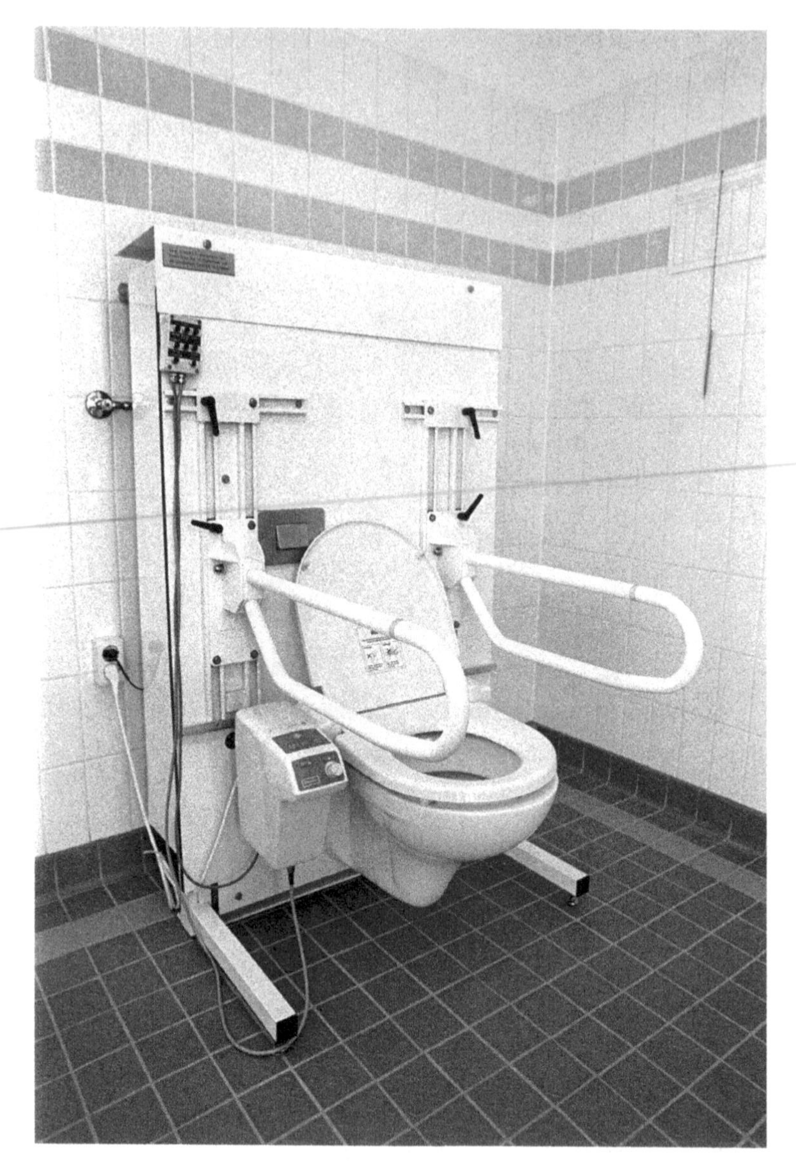

Figuur 4.5 *Aangepast toilet voor rolstoelgebruikers.*

4.5.3 MAATSCHAPPELIJK

Iedere persoon heeft in zijn leven meerdere rollen te vervullen, bijvoorbeeld die van partner, ouder, werknemer, huishouder, tuinman enzovoort. In hoeverre de aandoening invloed heeft op het vervullen van deze rollen, is van verschillende factoren afhankelijk. Natuurlijk van de aard van de aandoening, maar ook van de leeftijd en de rollen van de cliënt.

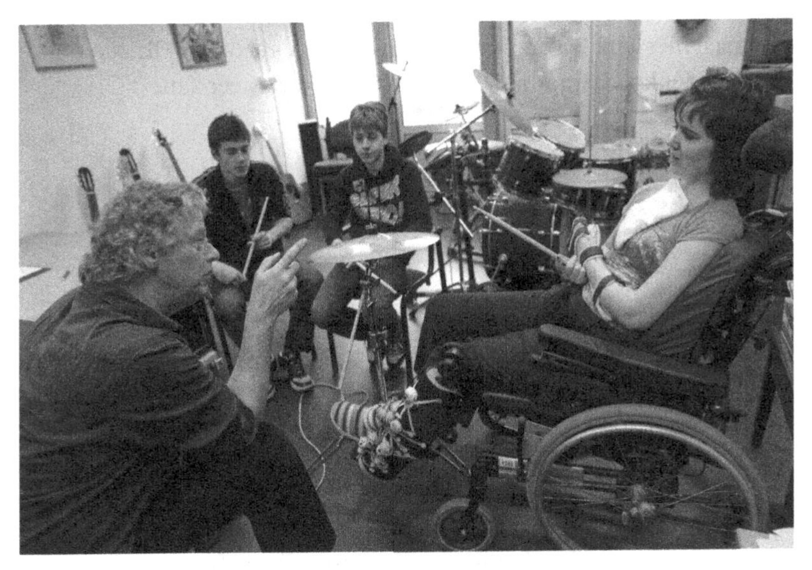

Figuur 4.6 *Een rolstoel hoeft geen belemmering te zijn om aan activiteiten deel te nemen.*

Foto: Revalidatie Nederland, Inge Hondebrink.

Een CVA op 80-jarige leeftijd bij een bewoner van een verzorgingshuis heeft heel andere gevolgen dan een CVA bij een 40-jarige automonteur die vader is van vier opgroeiende kinderen. Waarmee niet beweerd kan worden dat het voor de een minder erg is dan voor de ander; ieder heeft te maken met zijn eigen teleurstelling en verdriet.
Tijdens de revalidatieperiode leert de cliënt zich steeds beter zelf te redden. In de instelling lijkt het dan vaak al heel aardig te gaan, maar de harde realiteit van de 'echte wereld' blijkt dan vaak nog niet mee te vallen. Zo zijn veel gebouwen (maar ook de eigen woning) en bijvoorbeeld openbaar vervoer nog niet altijd gericht op rolstoelgebruikers. Daarom wordt langzaam naar het ontslag toegewerkt met een proefverlof. De eerste keer vaak alleen een kort bezoek, wat op den duur steeds verder wordt uitgebreid tot enkele dagen achter elkaar. De ergotherapie en het maatschappelijk werk hebben belangrijke taken in de begeleiding van dit proces.

Terugkeer naar het werk

Door de aandoening zal het niet altijd mogelijk zijn het werk te hervatten. Soms (afhankelijk van het soort werk) is een aanpassing op de werkplek nodig en kan het werk weer worden gedaan. Niet altijd even intensief als voorheen en ook niet altijd even lang, maar toch. Als dat helemaal niet kan, is soms omscholing een mogelijkheid. Er zijn ook situaties denkbaar waarbij werken helemaal niet meer kan.

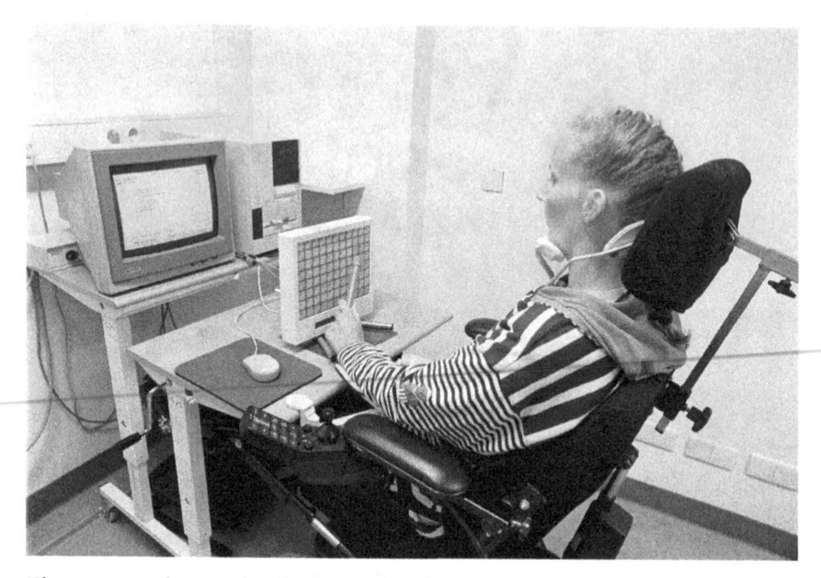

Figuur 4.7 *Thuiswerkende chronisch zieke met aangepaste werkplek.*

4.5.4 PSYCHISCH

Onzekerheid en angst ontstaan vaak tijdens de revalidatie. Vaak weet de cliënt dan niet goed wat hij kan verwachten van zijn omgeving en van zijn eigen mogelijkheden. Zeker wanneer de revalidatie niet zo snel gaat als hij zelf had gedacht of het oefenen niet het gewenste resultaat oplevert, kan de onzekerheid toenemen en de motivatie afnemen. Aandacht hiervoor en goede voorlichting over het doel van de revalidatie kunnen veel verschil maken. De cliënt moet goed weten wat hij kan verwachten van de behandeling, de hulpverleners en zichzelf. Daarom is het zo belangrijk dat de cliënt een actieve rol heeft bij het opstellen van de doelen van het revalidatieplan. Natuurlijk moeten ook zijn naasten betrokken worden, zodat zij ook actief kunnen ondersteunen en kunnen blijven motiveren, ook als de revalidatie eens niet zo vlot gaat.

Fantoompijn

Dit is een bijzondere vorm van pijn die kan worden gevoeld door een cliënt die een amputatie heeft ondergaan. De pijn wordt gevoeld in het geamputeerde lichaamsdeel. Eigenlijk ervaart hij de pijn in het lichaamsdeel dat is geamputeerd alsof het er nog is. Ook kan jeuk

worden gevoeld. Zeker mensen die voor de amputatie veel pijn hebben gehad en het erna nog steeds voelen, kunnen daardoor behoorlijk gedemotiveerd raken. Ze zijn er nog steeds niet vanaf.
Voor de omgeving is het vaak moeilijk voor te stellen dat iemand nog pijn of jeuk heeft aan een lichaamsdeel dat er duidelijk zichtbaar niet meer is. De cliënt zelf heeft het er beslist nog moeilijker mee. Die twijfelt soms aan zijn 'gezonde verstand'.
Soms voelt het zo duidelijk alsof het geamputeerde lichaamsdeel er nog is, dat de cliënt de neiging heeft erop te gaan staan. Het is goed daar als verzorgende op bedacht te zijn.
Voor de cliënt is het goed om al voor de amputatie te weten dat er zoiets als fantoompijn bestaat. Niet iedereen heeft er last van na een amputatie, maar een gewaarschuwd mens kan beter reageren op een dergelijk bizar verschijnsel. Meestal gaat fantoompijn op den duur vanzelf over, maar soms staat het revalidatie in de weg. Eerst moet dan adequate pijnbestrijding plaatsvinden.

Verwerking en acceptatie

Verwerking en acceptatie van de veranderde situatie zijn vaak nog moeilijker dan de revalidatie. Ondersteuning en begeleiding naar behoefte, ook van de directe omgeving van de cliënt, zijn van groot belang. Maatschappelijk werkende, arts, ergo- en fysiotherapeut, geestelijke verzorger, diëtist, verzorgenden en wie er allemaal nog meer betrokken zijn bij de revalidatie, allen dragen hun steentje hieraan bij. Dat dit een langdurige kwestie kan zijn, mag duidelijk zijn.

Veranderende relaties

Tegen wil en dank verandert niet alleen de rol van de cliënt zelf van een zelfstandig levend persoon naar een van anderen afhankelijke. Ook zijn naasten krijgen andere rollen en daarmee veranderen ook de relaties. Het is maar de vraag in hoeverre relaties daartegen bestand zijn. Niet iedere partner is in staat of bereid om een grote zorgtaak op zich te nemen. Niet ieder kind kan of wil zijn vader of moeder helpen met wassen en aankleden. Enige tijd lukt het soms nog wel, maar wanneer de situatie langer duurt treden er vaak wel spanningen en soms ook irritaties op. De betrokken hulpverleners moeten hier zeker alert op zijn.

4.5.5 COMMUNICATIE

Bij een CVA met rechts een halfzijdige verlamming (hemiplegie) komt het vaak voor dat er ook sprake is van een afasie. Dat is een taalstoornis. Spreken, begrijpen, lezen en schrijven kunnen ernstig verstoord zijn. Hierdoor kan de cliënt het contact met zijn omgeving verliezen.

Voor de fysieke revalidatie kan dit erg belemmerend werken. De logopedist heeft diverse mogelijkheden om de communicatie zo goed mogelijk te laten verlopen. In ieder geval is het belangrijk rustig en duidelijk te spreken, de tijd te nemen om het antwoord af te wachten en niet meer dan één ding tegelijk te vragen. Plotseling veranderen van onderwerp en open vragen stellen maken het de cliënt erg moeilijk.
De naasten van de cliënt moeten ook leren om op een andere manier te communiceren. Daarin hebben zij ook ondersteuning en begrip nodig.

4.6 Continuïteit en coördinatie

De verantwoordelijkheid voor de continuïteit en de coördinatie van de zorg ligt bij uitstek bij de verzorgenden. Zij zijn degenen die 24 uur per dag in de nabijheid van de cliënt zijn en hem meemaken in goede en in slechte tijden. De andere zorgverleners hebben niet de kans op deze manier bij de cliënt betrokken te zijn. De verzorgenden zijn dan ook degenen die een spilfunctie hebben als het gaat om het op- en bijstellen van het zorgplan. Wanneer de cliënt de instelling verlaat en de zorg wordt overgedragen aan anderen, zorgt de verzorging voor de overdracht.

4.7 Financiële gevolgen

Wanneer het door de aandoening niet meer mogelijk is betaalde arbeid te verrichten (die men voorheen deed), valt uiteindelijk het inkomen weg. Het eerste jaar wordt het salaris vaak nog voor 100% betaald door de werkgever, het tweede jaar wordt dat 70%. Is het daarna nog niet gelukt om (geheel of gedeeltelijk) terug te keren op de arbeidsmarkt, dan kan de cliënt voor het inkomen terecht bij het UWV en komt hij wellicht in aanmerking voor een uitkering volgens de Wet werk en inkomen naar arbeidsvermogen (WIA).
Als er geen ander inkomen in de gezinssituatie is, kan uiteindelijk aanspraak worden gemaakt op een bijstandsuitkering. Dat betekent vaak een flinke teruggang in het inkomen. Vaak zijn er daarnaast wel allerlei kosten door bijvoorbeeld aanpassingen in de woning of huishoudelijke ondersteuning. Hiervoor kan een beroep worden gedaan op de Wmo of de AWBZ. Ervaring leert echter dat niet alles wat door de cliënt als noodzakelijk wordt beschouwd, door de uitkerende instanties ook zo wordt beoordeeld. Maatschappelijk werk kan ondersteuning bieden in het oerwoud van loketten en formulieren.

5 Kwaliteit

In dit hoofdstuk wordt het onderwerp kwaliteit van verschillende kanten belicht.

Achtereenvolgens komen kwaliteitszorg, als zorg voor de kwaliteit van de zorg, kwaliteit van zorg versus 'opgedrongen zorg' en kwaliteit van leven aan bod. Belangrijk aspect hierbij is de bejegening van de chronisch zieke. Ook hier wordt aandacht aan besteed.

5.1 Kwaliteitszorg

Kwaliteit is de mate waarin een product of dienst (de zorg in dit geval) voldoet aan de gestelde eisen. Deze eisen worden meestal gesteld door de klant, in dit geval de gebruiker van de zorg: de chronisch zieke. Zorgorganisaties proberen daarom vaak eerst te achterhalen wat de wensen van de cliënt precies zijn, zodat ze daarop afgestemde kwaliteit van zorg kunnen leveren. De zorgorganisatie kan dan de vergelijking maken tussen de verwachting (vooraf) en beleving (achteraf) van de cliënt. Hoe dichter deze twee waarden bij elkaar liggen, hoe hoger de geleverde kwaliteit van zorg is. Er zijn allerlei modellen ontwikkeld om de kwaliteit van zorg te meten en te beoordelen, te controleren en te blijven bewaken, zoals het INK-model en het model van Norma Lang. Om te achterhalen of het gewenste resultaat behaald is, moet regelmatig onderzoek worden gedaan naar:

- cliënttevredenheid;
- medewerkerstevredenheid;
- waardering door de maatschappij;
- bedrijfsresultaten.

Kwaliteitszorg is te omschrijven als: ervoor zorgen dat aan de eisen wordt voldaan. In de gezondheidszorg hebben deze eisen betrekking op de te verlenen zorg, ofwel het verzorgend handelen. Het gaat hierbij om het 'hoe'. Bij kwaliteit van zorg gaat het om het 'wat': de kwaliteit van de inhoud van de zorg.

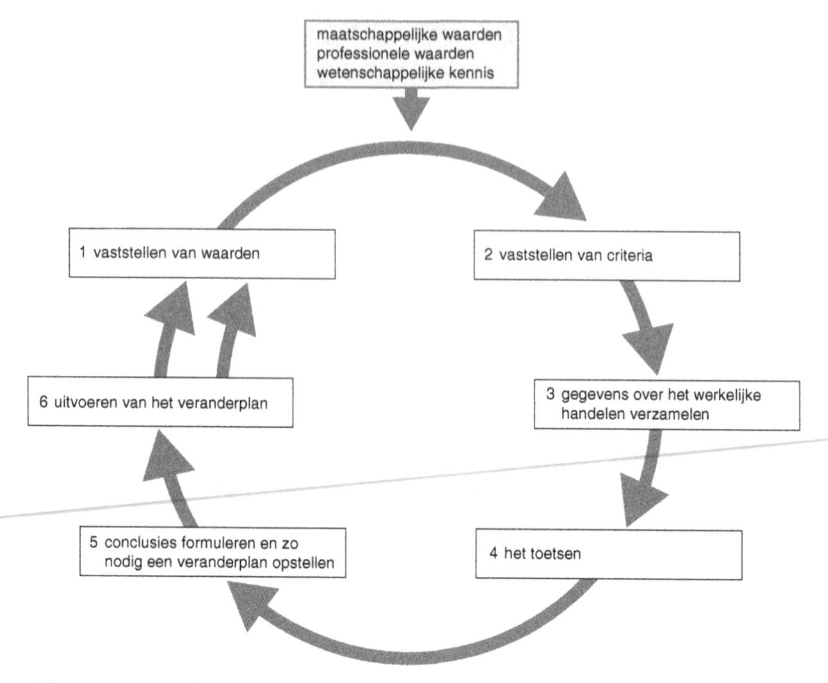

Figuur 5.1 *Model van Norma Lang.*

Een uitgebreidere uitleg over kwaliteitszorg is te vinden in het boek *Basiszorg II* uit de reeks 'Basiswerken V&V niveau 3' van Bohn Stafleu van Loghum.

5.2 Kwaliteit van zorg door de ogen van de chronisch zieke

In alle pogingen om een zo goed mogelijke kwaliteit van zorg na te streven schuilt een zeker risico. Dat is het verschijnsel dat veel zorgverleners met de allerbeste bedoelingen menen voor de cliënt te kunnen bepalen hoe die kwaliteit van zorg kan worden bereikt, waar die aan moet voldoen om goed te zijn. 'Wij weten wat goed voor u is'.
Chronisch zieke cliënten worden vaak gezien als de meest kritische gebruikers van de gezondheidszorg. Terecht; zij zijn in veel gevallen ook degenen die lang, vaak en veel gebruik moeten maken van de zorg. Vaak tegen wil en dank. Daarover volgt verderop in dit hoofdstuk meer.
Uit een onderzoek blijkt dat cliënten van de zorg de volgende kenmerken aan betrokken en afstandelijke cliënten koppelen. Het mag duidelijk zijn dat cliënten de voorkeur hebben voor een betrokken zorgverlener. Dat geldt overigens voor alle zorgverleners die zij ontmoeten en niet alleen voor de verzorgenden.

Tabel 5.1 Kenmerken van een betrokken en een afstandelijke zorgverlener.

Een betrokken zorgverlener	Een afstandelijke zorgverlener
is niets te veel	behandelt de cliënt als een nummer of een object (een 'ding')
overlegt met de cliënt	heeft het altijd druk en werkt te efficiënt
is vrolijk en heeft humor	geeft de cliënt het idee dat hij lui is
is aardig en begaan met de cliënt	geeft de cliënt het gevoel dat hij maar moet afwachten wat er gaat gebeuren
voelt aan wat de cliënt wil	is koud en scherp in de benadering
is altijd beschikbaar	beschouwt zorgverlening als werk en niet meer dan dat
behandelt de cliënt zachtzinnig	gaat ruw te werk bij de lichamelijke zorg
is vriendelijk en warm	voert alleen opdrachten uit

Enkele tientallen jaren geleden was het normaal om de touwtjes volledig in handen van de zorgverleners te leggen wanneer je als cliënt gebruik moest maken van de zorg. Met de instroom van een nieuwe generatie cliënten en een nieuwe generatie gezondheidszorgwerkers is daarin een duidelijke verandering merkbaar. Vooral chronisch zieken zijn, omdat ze zo lang met hun aandoening moeten leven, vaak erg goed geïnformeerd en willen ook steeds goed geïnformeerd worden. Zo kunnen ze zelf kiezen om bepaalde behandelingen en leefwijzen wel of niet te doen of op te volgen. Het brengt tevens met zich mee dat ze de nodige verantwoordelijkheid kunnen en ook moeten dragen voor hun ziekteproces. In plaats van een afhankelijke positie van de cliënt, ontstaat zo een samenwerkingsrelatie met de cliënt.
Het is aan de hulpverleners om bij de cliënt na te gaan welke weg het beste bij hem of haar past. Veel chronisch zieken worden inmiddels liever 'zorgconsument' genoemd, waarmee wordt aangegeven dat zij zich als groep op de weg van de emancipatie bevinden.

5.3 Helpen met de 'handen op de rug'

Het is belangrijk dat de chronisch zieke cliënt goed geïnformeerd is over het doel van de behandeling en de mogelijkheden en onmogelijkheden. De behandeling zal altijd gericht zijn op het behouden en vergroten van zijn onafhankelijkheid en zelfstandigheid. Toch zal het niet altijd mogelijk zijn om in de gewenste situatie (thuis, werk, gezin) te blijven of terug te komen. Daarom is het belangrijk dat de cliënt en diens naasten weten hoe het vastgestelde doel bereikt kan worden, welke disciplines betrokken zijn en vooral: wat de inbreng en verantwoordelijkheid van de cliënt zelf zijn. Vanzelfsprekend betekent dit dat de verzorgende ook op de hoogte moet zijn van de multidisciplinaire afspraken en de bijbehorende taken van de verzorgende daarin. Het mag bijvoorbeeld niet zo zijn dat de ene discipline met de cliënt streeft naar zelfstandige ADL, terwijl de verzorgende dat dag na dag blijft overnemen, omdat de cliënt aangeeft het nog niet zo snel zelf te kunnen.

De verschillen tussen de ene en de andere cliënt maken het er voor de zorg en begeleiding niet eenvoudiger op. De ene cliënt is te overmoedig en wil te snel, bij de ander wordt het proces vertraagd door angst, onzekerheid of pijn. Om goed te kunnen helpen is het nodig dat de verzorgende beseft dat wat voor haarzelf gemakkelijk is, voor de ander moeilijk kan zijn. Als je zelf goed kunt lopen, is het moeilijk voor te stellen wat het voor iemand betekent om opnieuw te moeten leren lopen. Voor de cliënt kan dit een grote opgave zijn. De manier waarop je helpt is zeer belangrijk. Zorg ervoor dat de cliënt zich veilig voelt; het is niet prettig afhankelijk te zijn en je onzeker te voelen. Daarom moet je ondersteuning ook gericht zijn op het ontwikkelen van vertrouwen, zodat de cliënt zich onafhankelijk en zelfstandig kan opstellen. Aan de andere kant zijn er ook cliënten die overmoedig zijn of die het moeilijk vinden om hulp te accepteren. Deze zullen geneigd zijn te snel te veel zelf te doen, wat het uiteindelijke resultaat van de behandeling negatief kan beïnvloeden.

De cliënt en diens naasten zullen vaak de eersten zijn die iets aan te merken hebben op jouw manier van handelen. Er kan gezegd worden dat je bijvoorbeeld hardhandig bent of dat je wel weg kan gaan omdat hij het zelf wel kan. Het is dan niet gemakkelijk om te bepalen wat je het beste kunt doen. Vraag je te veel of juist te weinig van de cliënt? Bespreek en overleg met de cliënt op welke wijze zijn zelfstandigheid en onafhankelijkheid het best bereikt kunnen worden. Ook is het belangrijk dat je kunt motiveren wat je doet of wilt doen.
Wanneer je cliënten begeleidt bij zelfzorgactiviteiten heeft dit zijn tijd nodig. Geef de cliënt die tijd, ook al is het soms gemakkelijker en sneller om het zelf te doen. Door over te nemen wat de cliënt ook zelf kan of juist moet leren, creëer je namelijk afhankelijkheid in plaats van onafhankelijkheid.

5.4 Kwaliteit van leven

Met de kwaliteit van leven van de chronisch zieken wordt gedoeld op de beleving van de zieke van zijn of haar ziekte en de invloed van deze beleving op het ziekteproces. In het algemeen ervaren chronisch zieken een lagere kwaliteit van leven dan gezonde mensen. In een aantal gevallen hangen lichamelijke klachten sterk samen met de beleving van de kwaliteit van leven. Dit is bijvoorbeeld het geval bij kankerpatiënten die veel last hebben van pijn, diarree of slikklachten, of bij ernstige functionele beperkingen (bijv. bij CVA). Kwaliteit van leven heeft ook te maken met psychosociale aspecten als seksueel functioneren, eenzaamheid, gevoelens van nutteloosheid, angst voor de toekomst, depressieve gevoelens, slaapstoornissen en problemen met het onderhouden van sociale contacten. Vaak is de financiële situatie van de chronisch zieke ongunstig. Door zijn ziekte maakt hij extra kosten (bijv. voor dieet, vervoer, sanering) terwijl het inkomen, zeker in het geval van een uitkering, niet bepaald riant is. Een niet-onaanzienlijk aantal chronisch zieken heeft in meer of mindere mate last van bovengenoemde aspecten en beleeft deze als een vermindering van de kwaliteit van leven.
Bij de zorgverlening moet kwaliteit van leven van de cliënt een belangrijk uitgangspunt zijn, wetende dat een chronische ziekte deze kwaliteit vaak aantast.
Of de kwaliteit van leven van een chronisch zieke goed is of niet, kan alleen maar door hem of haar zelf worden beoordeeld.

5.5 Bejegening

Onder bejegening wordt hier verstaan: de wijze van benadering door zorgverleners naar de cliënt.
Uit onderzoek onder chronische gebruikers van de gezondheidszorg zijn een aantal punten naar voren gekomen die van belang zijn voor een correcte en effectieve bejegening van deze cliënten. Dat leverde direct een aantal punten op die doorgaans als niet-wenselijk worden ervaren.
Hieruit blijkt dat professioneel gedrag dat hoort bij de beroepscode precies datgene aangeeft wat de cliënt het liefst heeft. Dit is tevens gedrag dat het effectiefst is en waarmee het beste wordt gewerkt aan de in de zorg gestelde doelen.

De volgende zinnen zijn veelgehoord, maar niet bevorderlijk voor een goede samenwerking tussen de zorgverlener en de cliënt:

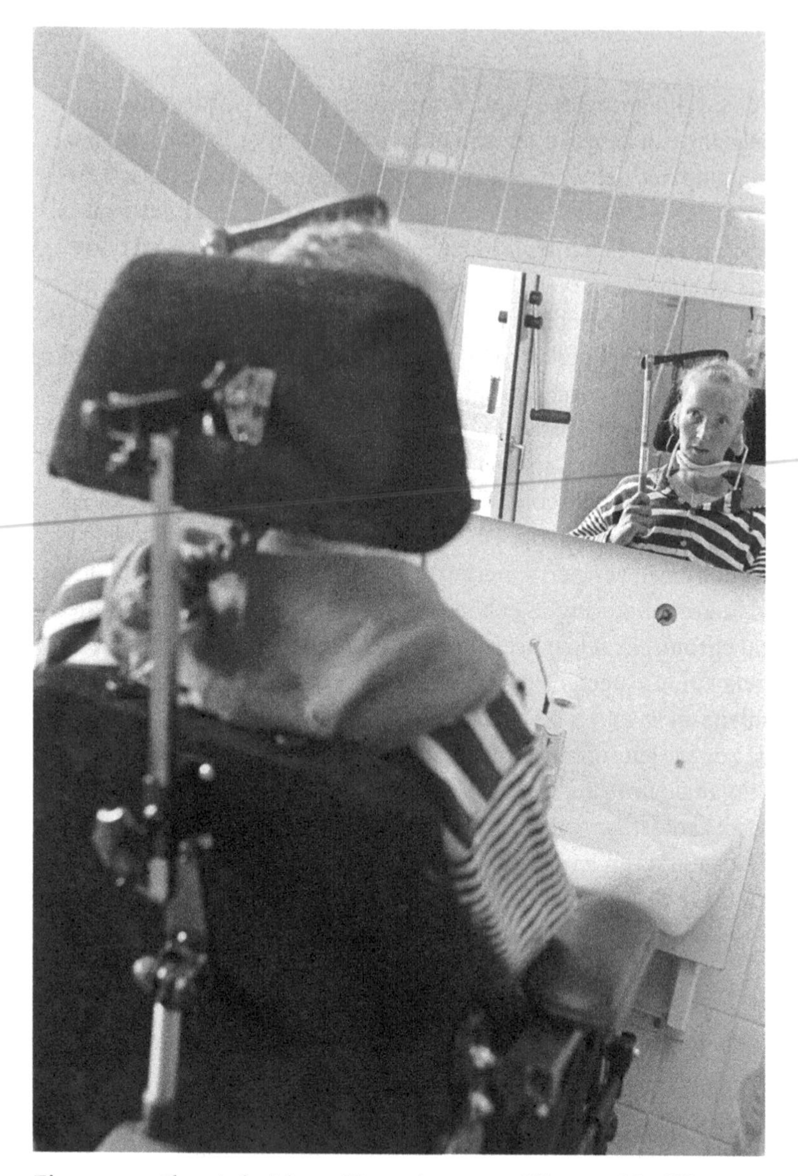

Figuur 5.2 *Chronisch zieken willen zo lang mogelijk voor zichzelf kunnen zorgen.*

- U moet nu echt uit bed, want u moet revalideren.
- U moet echt uit bed nu, anders kunt u vannacht niet slapen.
- Nee hoor, dat moet u zelf doen, want als u straks thuis bent moet u het ook zelf doen.
- Nee hoor, dat moet u zelf doen hoor, dat kunt u gemakkelijk zelf.
- U moet niet zo lelijk doen hoor tegen mij, ik wil alleen maar helpen.

Tabel 5.2 Benaderen van patiënten.

Wenselijke wijze van benaderen	Niet-wenselijke wijze van benaderen
Normale spreektoon	Een hoge stem opzetten
Normale, volwassen benadering	Praten alsof de cliënt een kind is
Hulp aanbieden, maar als de cliënt aangeeft dit niet nodig te hebben, dit respecteren	Bemoeien met zaken als dat niet wordt gevraagd
Goed luisteren	Zaken laten liggen waar wel om werd gevraagd
Normen en gewoonten van de cliënt respecteren	Voor de cliënt bepalen wat goed voor hem is
Respectvolle benadering zonder waarde-oordeel	Dankbaarheid verwachten (en dat ook uitspreken)
In gelijkwaardig overleg tot werkbare afspraken komen	Vreemde 'huisregels' opleggen, zoals bedtijd, licht uit, wc-ronden

Opvallend is hoe vaak het woordje 'moet' wordt gebruikt. Cliëntgerichte zorg is zorg die aansluit bij de kwaliteit van leven van de cliënt. Met dit voor ogen worden de beste resultaten en de grootste tevredenheid gerealiseerd.
Veel meer over een correcte, professionele beroepshouding is te vinden in het boek *Basiszorg I* uit de reeks 'Basiswerken V&V voor niveau 3' van Bohn Stafleu van Loghum.

Literatuur

Adriaansen, M. (1998). Verplegen van chronisch zieken, lichamelijk gehandicapten en revaliderenden 1. Houten: Bohn Stafleu van Loghum.

Chronisch-psychiatrische patiënten in de huisartspraktijk: Huisarts en Wetenschap, jaargang 2001, nummer 1.

Dito, J.C., Stavast T., Zwart, D.E. (2008). Basiszorg I en II. Houten: Bohn Stafleu van Loghum.

Farmacotherapeutisch kompas 2012. Houten: Prelum Uitgevers.

Jong, J.T.E. de, Jüngen, IJ.D., Zaagman-van Buuren, M.J., Vries, D.J.M. de (2007). Interne geneeskunde, 5e druk. Houten: Bohn Stafleu van Loghum.

Jüngen, IJ.D. (2011). Interne geneeskunde en chirurgie. Houten: Bohn Stafleu van Loghum.

Jüngen, IJ.D., Kerstens, J. (2012). Psychiatrie. Houten: Bohn Stafleu van Loghum.

Jüngen, IJ.D., Sesink, E.M. (2010). De verpleegkundige in de AGZ. Specialistische verpleegkundige zorg. Houten: Bohn Stafleu van Loghum.

Jüngen, IJ.D., Tervoort, M.J. (2009). Medische fysiologie en anatomie. Houten: Bohn Stafleu van Loghum.

Jüngen, IJ.D., Tervoort, M.J. (2011) Toegepaste geneesmiddelenkennis. Houten: Bohn Stafleu van Loghum.

Jüngen, IJ.D., Zaagman-van Buuren M.J.(2006). Pathologie. Houten: Bohn Stafleu van Loghum.

Kerstens, J.A.M., Sesink, E.M. (2006). Basisverpleegkunde, Basiswerk V&V, hoofdstuk 2, par.2.1.2 en 2.1.3. Houten: Bohn Stafleu van Loghum.

Multidiciplinaire richtlijn schizofrenie 2005 (Landelijke Stuurgroep Multidisciplinaire Richtlijnontwikkeling in de GGZ).

Nederlands Tijdschrift Voor Geneeskunde (NTVG).

Riet, H.M.C. te, Zwart, D.E., Brettschneider, M. (1998). Zorgcategorieën. Houten: Bohn Stafleu van Loghum.

Vandereycken, W. e.a. (2000). Handboek psychopathologie deel 3. Houten: Bohn Stafleu van Loghum.

Vandereycken, W., Van Deth, H. (2011). Psychiatrie. Van diagnose tot behandeling. Houten: Bohn Stafleu van Loghum.

Verder met Pijnrevalidatie, rapport 2009.

Websites

www.aidsfonds.nl
www.astmafonds.nl
www.chronischziek.nl
www.ciz.nl
www.consumentendezorg.nl
www.cva-samenverder.nl
www.depressiesteunpunt.com
www.dvn.nl
www.ggzrichtlijnen.nl
www.hartstichting.nl
www.hersenstichting.nl
www.kenniscentrumbipolairestoornissen.nl
www.kennisring.nl - informatie over leven met een chronische ziekte.
www.kwf.nl
www.mathildebos.schrijft.nl
www.msvereniging.nl
www.nationaalmsfonds.nl
http://nvwagen.home.xs4all.nl (chronisch ziek zijn in je leven)
www.parkinsonplaza.nl
www.parkinson-vereniging.nl
www.reumafonds.nl
www.revalidatie.nl/film - geeft een beeld van revalideren en werken in een revalidatiecentrum.
www.rijksoverheid.nl/Wmo
www.trimbos.nl
www.zelfmanagement.com - landelijke organisatie die informatie geeft over projecten op het gebied van zelfmanagement.

Register